告诉你

疾病 的真实样子

U0294969

主　编　夏乐敏

编　委　（以姓氏笔画为序）

王　方	王　孜	王学敏	方　泓	朱珍妮	朱维平
许　良	孙　烽	李　颖	李福伦	杨志寅	吴　萍
吴　毅	吴胜男	何立群	沈　健	张　波	陈　菲
周　璐	郑　峻	居宇峰	施佳华	骆艳丽	夏乐敏
徐仲卿	徐灵敏	郭述真	盛旭俊	章雅青	蒋　平
蒋本然	韩　蕊	简桂花	熊旭东	薄碌龙	戴　云

人民卫生出版社

图书在版编目（CIP）数据

告诉你疾病的真实样子 / 夏乐敏主编. — 北京：
人民卫生出版社，2019

ISBN 978-7-117-28211-6

Ⅰ.①告…　Ⅱ.①夏…　Ⅲ.①医学－普及读物　Ⅳ.
①R-49

中国版本图书馆 CIP 数据核字（2019）第 037839 号

| 人卫智网 | www.ipmph.com | 医学教育、学术、考试、健康，
购书智慧智能综合服务平台 |
| 人卫官网 | www.pmph.com | 人卫官方资讯发布平台 |

告诉你疾病的真实样子

主　　编：夏乐敏
出版发行：人民卫生出版社（中继线 010-59780011）
地　　址：北京市朝阳区潘家园南里 19 号
邮　　编：100021
E - mail：pmph @ pmph.com
购书热线：010-59787592　010-59787584　010-65264830
印　　刷：北京画中画印刷有限公司
经　　销：新华书店
开　　本：710×1000　1/16　　印张：12
字　　数：203 千字
版　　次：2019 年 5 月第 1 版　2019 年 5 月第 1 版第 1 次印刷
标准书号：ISBN 978-7-117-28211-6
定　　价：26.00 元

打击盗版举报电话：010-59787491　E-mail：WQ @ pmph.com
（凡属印装质量问题请与本社市场营销中心联系退换）

"达医晓护"
科普作品编委会

第 1 步

扫描下方二维码下载"约健康"APP

第 2 步

注册登录"约健康"

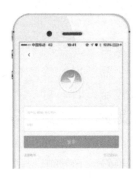

第 3 步

点击扫一扫

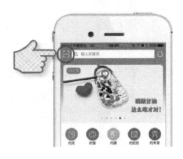

第 4 步

扫描二维码观看视频

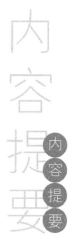

内容提要

这是一本和您谈心的书，可以解答您心中的重重疑团。

本书集结的是智慧和经验，带您面对疾病，帮您消除焦虑。

全书共有 11 讲，68 个专题，以故事性情节引入，娓娓道来，通俗易懂，适合广大关心健康的读者阅读参考。

一是谈病，带您了解疾病的真相，深度解读重大疾病，对一些检验指标的高低进行了详细讲解，对需要紧急就医的症状一一提醒，更有针对小儿肺炎、小儿惊厥、儿童原发性血小板减少性紫癜等常识以及女性阴道保卫战等内容。

二是谈养生防病，对大家普遍关心的健康话题去伪存真，患病前如何预防？患病后如何康复？知时节，如何健康吃？懂养生会调护，疾病自然远离你；改变心理，健康与幸福就在心里。

三是谈看病，教大家生病后如何就医，什么时候看急诊？什么时候看门诊？医保如何使用？更有手机预约挂号小妙招、知情同意书等详细解读。

序

在过去几年里，中国科学技术协会持续推出了中国网民科普搜索的大数据分析，而医疗健康类题材一直稳居首位。这说明，在逐步实现小康社会的今天，广大人民群众对自身健康越来越重视。与此同时，在"人人传播，万物皆媒"的新媒体时代，不可避免地出现了一些"伪健康"信息，充斥着社交媒体。那么，作为专业的医护人员，又该做些什么呢？我们必须做些什么！在这个背景下，"达医晓护"全媒体医学科普品牌应运而生了。

"达医晓护"，寓意通达医学常识，知晓家庭护理，是由全国200余位专家共同打造的以学术为纽带，集作品原创、自媒体运营、科普人才培养、实体项目落地和科普学术研究为一体的全媒体医学科普品牌。创立两年多以来，已经原创文字、漫画、音频、视频等科普作品1000余部；同时，我们还建设了"大医小护"公众号和"达医晓护"网站，并同步于人民网、中国网等十几个主流平台，两年来，全网点击量超过2亿，线下活动参与者超过5万。应该说，"达医晓护"是专业医护人员从事科普工作的一个成功案例，为此也被中国科协授予"科普中国"品牌。

在网络传播取得丰硕成果的同时，我们团队也一直在关注传统媒介渠道的推广，科普书籍无疑依然是重要的科学传播途径。非常感谢人民卫生出版社和我们团队的联合创始人夏乐敏博士，让团队的这个想法能够付诸实施。这本书，精选了我们已经在网络推广过的部分优秀作品，从看病、养生、求医和人文共四个方面向公众全面展示了医学科普知识，让专业的人做专业的事，延伸医疗服务的时间和空间，以期给读者最为科学"靠谱"的帮助。

王韬

"达医晓护"创始人兼总编
"典赞·科普中国"十大科学传播人物
上海市第六人民医院急诊部主任

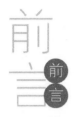

前言

关注健康，维护健康，是当今社会的重要议题。医学在日益发展，诊疗技术在日益进步，人们的平均寿命显著延长，可是为什么我国慢性疾病患病率却日益增加？

什么是医生的职责？医生的职责不仅仅是治病救人，还要预防疾病发生，提高人民健康水平，减轻国家医疗负担。

什么是高明医生？高明的医生更应注重疾病预防、减少疾病的发生；高明的医生更要参与医学知识的普及，提高人们的健康意识和知识水平。

2016 年习近平主席指出，科技创新、科学普及是实现创新发展的两翼。做科普并不容易，既要求科学严谨，又要求通俗易懂。这就需要做科普的人，能将扎实的专业知识巧妙地转化成老百姓的生活常识。应该说医学科普与传播，是科学与艺术在巅峰上的握手，要求医生既要有专业技能，又要有全面的知识，还要有较强的观察力、语言能力以及传播技巧和规律。

通达医学常识，知晓家庭护理，让老百姓获得健康生活、预防康复所需的知识与能力，做自我健康的管理者，是"达医晓护"全媒体建立的初衷。

本书精选、汇集了"达医晓护"数十位专家的优秀科普作品，内容涵盖了以下三个层面。

一是谈病，带您了解疾病的真相，深度解读重大疾病，对一些检验指标的高低进行了详细讲解，对需要紧急就医的症状一一提醒，更有针对小儿肺炎、小儿惊厥、儿童原发性血小板减少性紫癜等常识。

二是谈养生防病，对大家普遍关心的健康话题去伪存真，患病前如何预防？患病后如何康复？知时节，如何健康吃？懂养生会调护，疾病自然远离你；改变心理，健康与幸福就在心里。

三是谈看病，教大家生病后如何就医，什么时候看急诊？什么时候看门诊？医保如何使用？更有手机预约挂号小妙招、知情同意书等详细解读。

全书共有 68 个专题，以故事性情节引入，娓娓道来，通俗易懂，适合广大关心健康的读者阅读参考。

编 者

2019 年 3 月

目录

第 **4** 讲　这几个重大疾病，
没有我们想象的可怕　　　　　　　049

第 **5** 讲　虽为女性易患的病症，
但男女都要懂　　　　　　　　　063

第 **11** 讲　改变心理，
健康与幸福就在心里　　147

后记　　167

第 **1** 讲

呼吸系统的这几个常见病，
有你不知道的一面

一、感冒真的会危及生命吗

2018 年春节前后，朋友圈里有一篇广泛传播的长篇博文——《流感下的北京中年》，叙述了一位 60 岁老人为时不到 1 个月的"感冒治疗历程"。从流感到肺炎，从门诊到住院，最终老人不幸去世，其过程是复杂的，其结局也是令人惋惜的。那么我们不禁疑问：感冒到底会不会危及生命呢?

什么是流感

有一种感冒叫"流行性感冒"，简称为"流感"，是由流感病毒引起的一种急性呼吸道感染性疾病，是一种传染性强、传播速度快的疾病。

流感的典型临床症状是：急起高热、全身疼痛、显著乏力和轻度呼吸道症状。一般秋冬季节是其高发期，流感病毒在人体内可引起非常严重的并发症，甚至导致死亡。近年报道的 H1N1、H5N1 及 H7N9 都是甲型流感病毒亚型。流感病毒变异形成新亚型，因人体对新亚型缺乏免疫功能，所以出现流感大流行。流感病毒多在呼吸道及结膜等部位繁殖，可引起眼睛充血、流泪，鼻塞，咽喉痛，咳嗽、咳痰等局部症状。流感病毒的毒素引起的全身症状包括怕冷、发热、四肢无力、头晕、头痛、肌肉酸痛等。少数情况下，流感病毒可损伤肺组织，引起肺炎。当大部分肺组织受损时，患者会出现呼吸困难或气急的症状，特别是在走路、上楼等体力活动的情况下，迁延不治，患者可出现急性呼吸衰竭，最终因缺氧而死亡。

怎样预防流感

　　每到一年流感高发的季节，医院里感冒发热患者增多的情况便会经常出现，此时，流感患儿及家属时常要候诊数小时，尤为麻烦。那么，在流感季节里，人们该如何做好防护呢？

多喝水、补充维生素C、熏醋能预防流感吗？

　　1. 保持室内空气流通，流行高峰期避免去人群聚集场所。

　　2. 经常彻底洗手，避免用脏手接触口、眼、鼻。

　　3. 流行期间如出现流感样症状须及时就医，并避免传染他人，尽量在家中休息。

　　4. 出现咳嗽、打喷嚏症状时，应使用纸巾等遮住口鼻，避免飞沫传播给周围人。

　　如果出现结膜充血、流泪、鼻塞、咽痛、咳嗽等局部症状和畏寒、发热、四肢无力、头晕、头痛、肌肉酸痛等全身症状，应及时就诊。高热超过3天必须就诊。一定要注意自己有无呼吸困难或气急的症状，多表现为呼吸频率加快、胸闷的感觉。应特别注意上楼、快走时有无气短的感觉，这点对判断是否发生了肺部损害很重要。出现上述情况时，要主动向自己的诊治医生汇报。

　　对疾病的预防重于治疗，所以平时应当多加强体育锻炼，以提高身体抗病能力。秋冬气候多变时节，注意增减衣服，做好流感防护措施。

小　
贴　
士　

预防感冒"七饮"

葱白饮：葱白100g，切碎，煎汤15～20分钟，趁热饮。
姜茶饮：生姜10片，茶叶7g，煎汤10～15分钟，趁热饮。
姜枣饮：生姜5片，大枣10枚，煎汤15～20分钟，趁热饮。
萝卜饮：萝卜适量，切片，煎汤15～20分钟，加食醋少许，趁热饮。

三辣饮：大蒜、葱白、生姜各适量，煎汤 15～20 分钟，趁热饮。
橘皮饮：鲜橘皮 50g，糖适量，开水冲泡代茶饮。
菊花饮：菊花 6g，开水冲泡代茶饮。

（吴　蔚）

二、警惕披着"感冒"外衣出场的肺结核

小刘再次生病住院了，病历中的主诉为"间歇性咳嗽 45 天，加重伴痰中带血 1 天"。据小刘回忆：1 个半月前，小刘和朋友们聚会时喝醉了，当天晚上又有点着凉。第二天早上起床后，小刘感觉头昏沉沉的，有点发低热，并伴有咳嗽、周身疲乏无力、不想吃东西的症状。小刘怀疑自己是感冒，自行服用了一些感冒药然后就去上班了。到了第三天，小刘自觉好一些，热退了，乏力、食欲缺乏等症状有减轻，但是咳嗽仍没有缓解。于是，小刘继续服用感冒药治疗了 1 周，自觉除咳嗽未缓解以外，没有其他不适。小刘认为感冒还没有完全好，又自行买了几种止咳药物持续服用。奇怪的是，1 个多月过去了，咳嗽症状不仅没有一点改善，反而觉得越来越严重了，有时持续咳嗽不缓解，咳少量灰白色痰，有时夜间咳嗽发作影响睡眠。小刘感到有点烦躁，但想想自己平日身体状态还不错，这回应该也能扛过去，再加上年终了，工作比较忙，常常需要在公司加班加点，所以也就一直拖着没有去医院。近 1 周来，小刘自觉午睡及夜间醒后出汗比较多，以前从未有过这种现象，渐渐地每天下午三四点后出现低热，体温最高 37.8℃，到夜间体温逐渐恢复正常，同时伴有轻微疲乏、胃口差的症状。今天上午咳嗽时，咳出一些灰白色黏痰，痰中带少量鲜红色的血。小刘很紧张，赶快到附近的医院就诊。医生为小刘抽血，留痰标本做了化验，拍了胸部 X 线片。2 天后，结果出来了，医生诊断小刘得了肺结核，并且由于肺结核具有传染性，需要住院隔离治疗。

结核病是结核分枝杆菌感染所致的传染病，全身各器官均可受累，但以肺结核最为常见。结核病的传染源主要是排菌的结核病患者，细菌通过呼吸

道传染。结核分枝杆菌侵入人体后能否导致人体发病，不仅取决于该菌的数量和致病力的大小，也取决于人体免疫功能的强弱。结核分枝杆菌侵入人体后，若人体免疫功能比较强大则不发病或病变比较轻微。结核分枝杆菌也可以在人体内潜伏下来，待人体免疫功能低下时，如长期营养不良、过度劳累、病后虚弱或服用免疫抑制剂等情况，体内潜伏的细菌可被激活而导致发病。小刘正是因为喝了酒、受凉等因素引起感冒后，身体免疫功能低下，才导致结核杆菌披着感冒外衣"乘虚而入"。

结核分枝杆菌感染后，若不能早诊断、早治疗，可能会导致血行播散性肺结核，产生严重的后果。

怎样及早识别肺结核

下列情况要警惕可能是患了肺结核。

1. 发热，多为低热，温度波动明显，多在午后出现，夜间恢复正常体温。

2. 盗汗，午睡和夜间睡醒时出汗很多。

3. 无故咳嗽超过 2 周，仍未恢复。

4. 感冒时间超过 2 周，仍未恢复。

5. 咯血、痰中带血，或在长时间咳嗽的基础上突发咯血、痰中带血。

6. 青壮年突发胸痛、气急、呼吸困难，这种情况下考虑可能是结核性胸膜炎导致的。

怎样预防肺结核

1. 一旦诊断患有肺结核且处于排菌情况下的患者，应尽快隔离治疗。

2. 对牛奶要进行严格的消毒灭菌，防止牛肺结核病流行。

3. 肺结核患者禁止随地吐痰，排菌情况下肺结核患者咳出来的痰要得到正确处理和消毒，如在阳光下暴晒 2 小时以上或用等量生石灰混匀静置 2 小时。

4. 肺结核患者用过的衣物和生活用品，应在阳光下进行暴晒消毒。

5. 加强锻炼，增强人体免疫功能，新生儿及儿童接种卡介苗。

6. 排菌肺结核患者的家庭成员、结核菌素试验强阳性者及结核菌素近期转阳性的儿童，建议服用异烟肼片以预防发病。

骨皮老鸭汤

配方：老鸭 500g，地骨皮 30g，生姜 10g，调料适量。

制法：将老鸭去毛杂，洗净，切块；余药布包，同入锅中，加清水适量同煮至老鸭熟后，去药包，调味服食。

功效：滋阴润肺，凉血止咳；适用于肺结核肺阴亏损，伴干咳、咳声短促、痰中有时带血、手足心热等症状。

（王　方）

三、孩子咳不停——儿童慢性咳嗽知多少

进入秋冬季节，因为咳嗽来门诊就医的孩子比例大为增高，而且经常会看到反复咳嗽、迁延不愈的小患者，出现反复就诊的情况。咳嗽是呼吸道疾病的常见症状，虽然适度的咳嗽有利于清除呼吸道分泌物和有害因子，但长期频繁地咳嗽会影响孩子的身心健康。许多爸爸妈妈们查找了网络，盐蒸橙子、陈皮泡水、冰糖川贝炖梨、烤橘子等给孩子吃了不少，各款网上流行的咳嗽药水海淘了一堆，医院也跑了好几次，但还不见好，怎么回事呢？这是不是大家所头疼的慢性咳嗽呢？

让我们来看一下医生们是怎么界定慢性咳嗽的。国际上目前通常将慢性咳嗽定义为持续 4 周以上的咳嗽。因为大多数由急性呼吸道感染引起的儿童咳嗽都能在这个时间段内消退。2013 年的《中国儿童慢性咳嗽诊断与治疗指南》对慢性咳嗽的定义是：咳嗽为主要或唯一的临床表现，病程 > 4 周、胸片未见明显异常者。

儿童慢性咳嗽常见的原因是什么

根据 2009 年全国 19 个省市 29 所医院联合进行的多中心研究发现，中国儿童慢性咳嗽的前三位病因分别是咳嗽变异性哮喘（41.95%）、上气道咳嗽综合征（24.71%）及呼吸道感染后咳嗽（21.73%）。这三个到底是什么意思？让我们一起来看下面这几个病例吧。

病历1　小明今年小学二年级了，虽然小时候有过湿疹，但长大就都好了，平时身体不错。就是最近咳嗽有1个半月了，时间说长不长，说短也不短，咳嗽没痰，晚上睡觉前和早上起床时会咳嗽。有时候，跑着玩得疯了，或者闻到了家里炒菜的油烟，也会咳一阵，之前从没发生过明显的感冒发热，其他身体情况也都挺好。外婆担心小明咳出肺炎，带着去医院让医生给拍了片子，没什么异常。吃了几天头孢没有效果，把家里以前吃剩下的阿奇霉素也吃了，还是咳咳咳。再去请教医生，医生给配了沙丁胺醇（万托林），说是支气管舒张剂，用了三五天，咳嗽明显少多了。复诊时医生说小明可能就是咳嗽变异性哮喘，外婆急了："哮喘？我们并没有气急、气喘啊，这是怎么回事呢？"别急，听医生慢慢道来。咳嗽变异性哮喘，又称为咳嗽性哮喘，是我国学龄前和学龄期儿童慢性咳嗽的最常见原因。这类孩子通常有以下几个特点。

1. 持续咳嗽＞4周，通常为干咳，没有气喘，常在夜间和（或）清晨发作，运动、遇冷空气后咳嗽加重，没有发热，正常生活、学习、玩耍，吃喝拉撒也不会受到影响，抗生素翻来覆去吃了好几种都没有用。

2. 用诸如丙卡特罗、沙丁胺醇、特布他林之类的支气管扩张剂行诊断性治疗，咳嗽明显好转。

3. 肺通气功能正常，支气管激发试验提示气道高反应性。

4. 有过敏性疾病病史，或过敏性疾病阳性家族史。

5. 排除其他疾病引起的慢性咳嗽。

病历2　甜甜是家里的开心果，已经是大班的孩子了，爷爷奶奶最喜欢听她唱歌了，背起《弟子规》也是一板一眼的。可是最近甜甜开始吭吭吭地咳嗽了，就好像咽喉部有点痰要清嗓一样，对说话、唱歌都有影响，鼻子有点堵，早晨起来还会打几个喷嚏，流点鼻涕，有时候还会说因为咽喉部不舒服或者有东西流到咽喉部所以要咳嗽。妈妈想着，这孩子是不是感冒了，以前也有过，就给吃了网上海淘的止咳糖浆，之前一般是一两周就好了。可是这次转眼4周过去了，甜甜还在咳咳咳，妈妈就开始担心是不是得气管炎了，便带去医院看。医生检查后告诉妈妈，引起甜甜咳嗽的不是气管炎，而是过敏性鼻炎和慢性咽炎引起的上气道咳嗽综合征，给了海盐水和莫米松喷鼻，氯雷他定口服和一些清喉利咽的药，甜甜的咳嗽就逐渐减少了。

上气道咳嗽综合征是什么呢？这是引起中国儿童（尤其是学龄前与学龄期儿童）慢性咳嗽第2位的主要病因，以前也叫"鼻后滴漏综合征"，是一种与各种鼻炎（变应性及非变应性）、鼻窦炎、慢性咽炎、慢性扁桃体炎、鼻息肉、腺样体肥大等上气道疾病相关的慢性咳嗽。医生们主要是通过下面一些蛛丝马迹来明确诊断的。

1. 持续咳嗽 > 4 周，伴有白色泡沫痰（过敏性鼻炎）或黄绿色脓痰（鼻窦炎），咳嗽以晨起或体位变化时为甚，伴有鼻塞、流涕、咽干，并有异物感和反复清咽等症状。

2. 咽后壁滤泡明显增生，有时可见鹅卵石样改变，或见黏液样或脓性分泌物附着。

3. 氯雷他定、西替利嗪、孟鲁司特、莫米松等对过敏性鼻炎引起的慢性咳嗽有效，化脓性鼻窦炎引起的慢性咳嗽则需要抗菌药物治疗 2～4 周。

4. 鼻咽喉镜检查或头颈部侧位片、鼻窦 X 线或 CT 有助于诊断。

病历 3　小伟今年 4 岁了，国庆假期和爸爸妈妈出门玩了 10 天，假期结束，去了幼儿园没几天就发热、咳嗽，去看了医生，说是病毒性感冒，过个三五天就好了。果然过了 3 天，热就退了，过了 1 周多咳嗽和痰见少了，接下来的 2 周，咳嗽的次数和强度虽然也在慢慢减少，可还是零零星星地一直有点咳。不知不觉已经咳了 1 个月了，尽管小伟照常吃饭，照常蹦蹦跳跳地去幼儿园，奶奶却坐不住了，心想：小孩的肺是很嫩的，会不会咳出个肺炎来？就带小伟去了医院。医生详细问了病史，做了体检后，初步考虑是呼吸道感染后导致的咳嗽，问题不大，不用吃药，最多再有几周慢慢就好了。奶奶半信半疑，还是坚持要拍个胸部 X 线片，结果是无异常。奶奶纳闷了，这到底是怎么回事呢？

其实，呼吸道感染后咳嗽是引起幼儿和学龄前期儿童慢性咳嗽的常见原因。研究发现，可能是呼吸道感染导致气道黏膜上皮损伤后，其修复较慢，持续的气道炎症伴有暂时性的气道高反应。这类慢性咳嗽的特征是：①近期有明确的呼吸道感染病史；②咳嗽持续 > 4 周，呈刺激性干咳或伴有少许白色黏痰；③胸部 X 线检查显示无异常或仅提示双肺纹理增多；④肺通气功能正常，或呈现一过性气道高反应；⑤咳嗽通常有自限性，如果咳嗽时间超过 8 周，应考虑其他诊断；⑥排除其他原因引起的慢性咳嗽。

还有哪些常见的情况会引起慢性咳嗽

1. **特定病原体引起的呼吸道感染**　多种病原微生物，如肺炎支原体、衣原体、百日咳杆菌、结核杆菌、呼吸道合胞病毒、腺病毒等引起的呼吸道感染都可导致小儿慢性咳嗽，病程可 > 25 天。因为感冒使得气道黏液的清除速率降低，需要 2 个月左右才能恢复到正常水平，损伤的纤毛上皮细胞也需要 1 个月左右才能再生至正常水平。

2. **胃食管反流性咳嗽**　①阵发性咳嗽，好发于夜间；②咳嗽也可在进食后加剧；③ 24 小时食管下端 pH 监测呈阳性；④排除其他原因引起的慢性咳嗽。

3. **非哮喘性嗜酸粒细胞性支气管炎**　①刺激性咳嗽持续 > 4 周；②肺部 X 线检查正常，通气功能正常，且无气道高反应性；③痰液中嗜酸性粒细胞相对百分数 > 3%；④气管舒张剂治疗无效，口服或吸入糖皮质激素治疗有效；⑤排除其他原因引起的慢性咳嗽。

4. **异物吸入**　异物吸入是年龄较小儿童（尤其是 1～3 岁儿童）慢性咳嗽的重要原因。如果幼儿慢性咳嗽之前有呛到后发生咳嗽（即使时间距离较远）或在进食、玩耍时突然发生咳嗽的病史，有异物吸入的可能。咳嗽是气道异物吸入最常见的症状，研究发现有 70% 的气道异物吸入患者表现为咳嗽，其他症状还有呼吸音降低、喘鸣等。咳嗽通常表现为阵发性剧烈呛咳，也可仅表现为慢性咳嗽伴阻塞性肺气肿或肺不张。需要通过听诊和胸部 X 线片了解肺部是否有通气不对称和（或）局灶性附加音（最常见为低音调哮鸣音）的问题，以及是否存在提示异物阻塞所致单侧肺过度充气的问题，必要时应进行支气管镜评估。

5. **心因性咳嗽**　①年长的学龄或青春期儿童多见；②日间咳嗽为主，专注于某件事情或夜间休息时咳嗽消失，可呈雁鸣样高调的咳嗽；③常伴有焦虑症状，但不伴有器质性疾病；④排除其他原因引起的慢性咳嗽，经过行为干预或心理治疗后，咳嗽得到改善，可以诊断。

6. **抽搐性咳嗽**　即多发性抽动症的表现之一，又称为习惯性咳嗽，这个也很常见。国外文献数据显示，抽搐性咳嗽在儿童或青少年原因不明的慢性咳嗽中占比高达 10%。这种咳嗽通常很有特色，可为短促的单声干咳（抽动），或与急性喉炎的咳嗽相似（短时间吸气后出现犬吠声或雁鸣声），咳嗽通常在就诊时比较明显，但在夜间无咳嗽，并且很少影响正常的生活、学习和玩耍。孩子有时会自诉咽喉发痒，而咳嗽的表现也的确可能源于喉部。这种咳嗽常开始于上呼吸道感染时，并且不会消退。常用的止咳药或哮喘药物治疗无效，而心理暗示疗法有效。抽搐性咳嗽虽然较常见，但它是一个排除性诊断，需要排除其他病因的可能性。

（蒋本然）

四、咳嗽变异性哮喘，是咳嗽？还是哮喘

咳、咳、咳……一到阴雨天或花粉期到来时，宝贝就止不住地咳嗽，到医院医生诊断为咳嗽变异性哮喘。那到底是咳嗽还是哮喘呢？以前只听说过咳嗽或者哮喘，怎么现在冒出来个咳嗽变异性哮喘？这是什么病？下面就给大家详细介绍一下"咳嗽变异性哮喘"这个现在越来越多见却极易被忽视的疾病。

咳嗽变异性哮喘的概念

咳嗽变异性哮喘（cough variant asthma，CVA）又名咳嗽性哮喘、隐匿性哮喘或过敏性咳嗽，是哮喘的一种特殊类型，临床上主要表现为持续性或慢性咳嗽，无感染表现，或经较长时间抗生素治疗无效，而支气管扩张剂可使咳嗽发作缓解。

哪些原因能够导致本病

咳嗽变异性哮喘的发病原因错综复杂，除了患者本身的"遗传体质"、免疫功能状态、精神心理状态、内分泌及健康状态等主观因素外，变应原、病毒感染、气候、药物、运动和饮食等环境因素也是导致哮喘发生发展的重要原因。归纳起来最常见的原因有以下三类。

1. **自身免疫功能低下** 外界致敏性和非致敏性刺激物质的质和量不尽一致，由于遗传体质存在着个体差异，这也导致了机体对刺激产生不完全相同的反应。

2. **气候多变、季节更替** 气候改变是咳嗽变异性哮喘的主要因素，其中冬、春季节为高发期，冷空气刺激为主要诱因。也有一部分患者会对花粉异常敏感，常在花粉期发病或病情加重。

3. **情绪调控能力差** 情绪过于激动也会诱发咳嗽变异性哮喘，如大哭大闹、大怒等。

主要症状是什么

1. **长期干咳** 长期顽固性干咳，常常在吸入冷空气、上呼吸道感染后或季节更替时诱发，在夜间或凌晨加剧，肺部听诊无哮鸣音。

2. **过敏史** 多有较明确的家族过敏史或个人过敏史，如过敏性鼻炎、过敏性咳嗽、湿疹等。皮肤过敏原试验多为阳性。

3. **抗生素治疗无效** 一般止咳化痰药或抗生素治疗无效，而用抗组胺药、β_2 受体激动药、茶碱类或肾上腺皮质激素可缓解症状。

如 何 确 诊

目前国内较为公认的诊断标准是：

1. 咳嗽持续反复发作 1 个月以上，常在夜间和（或）清晨发作，运动后加重，痰少，临床无感染现象，或经较长时期抗生素治疗无效。

2. 气管舒张剂治疗可使咳嗽发作缓解（基本诊断条件）。

3. 有个人过敏史或家族过敏史，变应原试验阳性（辅助诊断条件）。

4. 呼吸道成高反应性特征，支气管激发试验阳性（辅助诊断条件）。

5. 其他原因引起的慢性咳嗽。

怎 样 治 疗

1. **西医治疗** ①抑制呼吸道炎症反应：吸入糖皮质激素可以暂时控制症状，长期使用会影响儿童的生长速度；②变应原特异性免疫治疗：吸入过敏性物质是该病触发的主要因素，因此，脱敏或减敏疗法能够预防疾病的复发。

2. **中医治疗** ①内治：口服中药控制症状，减少复发次数，祛除邪气，提升正气，使机体逐渐恢复到平衡低敏状态；②外治：三伏贴、三九贴都可以有效缓解症状。

如 何 预 防

1. **服药遵医嘱、及时随访** 小儿咳嗽变异性哮喘的治疗是一个长期的过程，需要医护人员及患儿家属的全力配合。家长应多注意患儿眼鼻痒感、喷嚏、流鼻涕、流泪、咳嗽等先兆症状，发现身体不适时及时咨询医生，不要盲目用药或者延误病情。

2. **日常护理** 在生活中，避免让患儿接触变应原，如各类花粉、螨虫、油漆及各种宠物的皮毛。保持环境的清洁、空气的流通，冬季注意保暖。

3. **饮食护理** 禁食刺激性食物及海鲜、油腻之品，如辣椒、蒜、韭菜、带鱼、虾、肥肉等。饮食宜清淡，选择新鲜蔬菜如冬瓜、黄瓜、西红柿等。患儿久咳易耗伤正气，故平时宜多选用健脾益肺、理气化痰的食物，如枇杷、百合、大枣等食物有助于增强体质，提高抵抗力。

小贴士

蛤蚧羹

配方：蛤蚧数对，冰糖。

制法：蛤蚧数对焙干，研磨成末，每次取 5g，加冰糖和水炖服。每日 1 次，可服 20～30 天。

功效：蛤蚧羹可治疗肺虚咳嗽、肾虚作喘、虚劳喘咳，常与贝母、紫苑、杏仁等同用，治虚劳咳嗽。对咳嗽变异性哮喘有着很好的治疗效果。

（沈　健）

五、支气管哮喘发作的对策

什么是支气管哮喘

支气管哮喘（简称哮喘）是一种气道慢性炎症性疾病，可分为急性发作期和非急性发作期。急性发作期的典型症状有气喘、胸闷、咳嗽，可同时出现或单独出现，听诊可闻及哮鸣音。非急性发作期患者可能没有明显的症状及体征。

世界卫生组织将每年 5 月的第 1 个星期二定为世界哮喘日。中国哮喘联盟 2013 年的一项调查报告显示，我国 14 岁以上人群哮喘的总患病率为 1.24%。哮喘是我们身边的常见病，其带来的危害不容忽视。

为什么会得哮喘

哮喘可发于任何年龄段人群，其中儿童和青少年相对多见。哮喘没有传染性。哮喘的发病有一定的遗传因素，如果家庭成员中有人患哮喘，那么与之血缘关系越近的人患哮喘的概率也相对越高。但遗传并不是全部因素，哮喘的发作还与环境因素有关，比如食入或吸入变应原，以及大气污染、吸烟、肥胖等。

哮喘发作怎么办

🌱 自救处理

1. 哮喘发作时患者不要紧张，首先尽可能脱离诱发哮喘的环境，然后立即坐下，不要活动，身边如有氧气应及时吸氧。

2. 如身边备有吸入性短效 β_2 受体激动剂（沙丁胺醇气雾剂等），应及时吸入用药，可先吸入 1~2 喷，必要时 20 分钟后重复用 1 次。另外，可加用茶碱类药物口服，同时吸入短效抗胆碱药物，以加强疗效。

3. 如症状持续不缓解，呼吸气促明显，唇甲发绀，言语断续，甚至出现意识模糊者，需及时送医。

治疗哮喘的气雾剂该怎么选择

药物吸入给药是哮喘患者常用的给药方法，这种方法为局部用药，直接作用于呼吸道，可减少全身用药带来的副作用。药物吸入的方法主要有机器雾化、气雾吸入、粉剂吸入等。常用的吸入药物分类如下。

1. **短效或长效 β_2 受体激动剂** 短效 β_2 受体激动剂是哮喘急性发作的首选药物，建议随身携带，发作时及时使用，但不宜作为日常控制性药物使用，常用药物有沙丁胺醇等。长效 β_2 受体激动剂一般不单独用于哮喘的治疗，常用药物有沙美特罗、福莫特罗等。

2. **吸入性激素** 主要作为哮喘日常控制性药物，可长期规律使用，常用药物有布地奈德、氟替卡松等。

3. **短效或长效抗胆碱药物** 短效抗胆碱药物，可与短效 β_2 受体激动剂联合，治疗哮喘急性发作，常用的有异丙托溴铵等。长效抗胆碱药物，多用于兼有慢性阻塞性肺疾病患者的长期治疗，如噻托溴铵等。

4. 吸入性激素与长效 β₂ 受体激动剂的复方制剂 有沙美特罗替卡松粉吸入剂、布地奈德福莫特罗粉吸入剂，可作为哮喘日常控制性药物。

我们在选用哮喘吸入性药物时，要注意控制急性发作和日常控制性药物的使用有别。在使用日常控制性药物时，要遵医嘱，规范、规律地使用，切勿自行停药。哮喘长期未发作，控制良好的患者，经医生评估病情后，方可停用药物治疗。此外，在吸入给药时，我们需要注意吸药与吸气的配合度要好，用药后要漱口。药物吸入也有其局限性，比如气道痉挛严重可导致药物无法有效分布等问题。吸入性给药如果不能有效缓解症状，则需全身用药。

 ## 医院治疗

若吸氧、吸入及口服药物均不能缓解哮喘症状，可静脉注射激素、茶碱类药物。出现呼吸衰竭、意识模糊等重症哮喘表现的患者，需要机械通气治疗。

 ## 中医药治疗

中医药治疗哮喘历史悠久，中医理论认为"伏痰"是哮喘的基本病理因素。发作期和缓解期的治疗原则不同，以"发时治标，平时治本"为原则。常用方剂有小青龙汤、射干麻黄汤、定喘汤、三子养亲汤、金匮肾气丸等，具体使用时应辨证施治、随症加减。针灸也常被用于治疗哮喘，常用穴位有肺俞、天突、定喘、列缺、足三里等。

如何预防哮喘复发

1. 哮喘患者应常去医院随访，定期检测自己的肺功能和呼出气中一氧化氮含量等，适时调整治疗方案。此外，建议进行过敏原检测，查明可能导致自己过敏的物质，常见过敏原有海鲜、花粉、香水、动物毛发、螨虫等，日常生活中应尽量避免接触过敏原。

2. 注意开窗通风，保持空气流通，如遇雾霾天则不宜外出，家中可使用空气净化器。哮喘的发作具有季节性，春秋季节空气中容易弥散有花粉等过敏性物质，此时应少去公园、植物园等易致敏环境，哮喘患者此时外出应佩戴口罩，依病情可选择使用哮喘日常控制性药物，如孟鲁司特钠片、复方甲氧那明胶囊、沙美特罗替卡松气雾剂、布地奈德福莫特罗粉吸入剂等。冬季气温骤冷，易对呼吸道造成刺激，哮喘患者应注意防寒保暖，预防感冒、肺炎等呼吸道疾病。

3. 健康的生活起居对于哮喘的预防也颇为重要，包括适当锻炼，增强体质，按时起居，不过度操劳，不食用油腻、辛辣的食物，戒烟戒酒等。

4. 中医理论认为"上工治未病"，平时可通过中药、针灸、推拿、拔罐等手段调节哮喘患者体质。冬令进补膏方对哮喘的预防是很有帮助的。三伏天期间进行穴位贴敷是遵从"冬病夏治"的思想，可作为治疗哮喘的常用方法，依据患者的体质，选取不同药物组合的贴敷方，对偏寒体质，多选取麻黄、细辛、白芥子等属温热药性的中药材，贴敷穴位常取天突、大杼、肺俞等，同时还可配合汤药、穴位注射等加强疗效。

小

贴

士

杏仁薄荷粥

配方：杏仁 30g（去皮尖），鲜薄荷 10g，粳米 50g。

制法：将杏仁放入沸水中煮到七分熟，入粳米同煮，成粥时，入薄荷，稍煮即可。

功效：健脾、化痰、平喘。

（黎　林　熊旭东）

别忽视，
某些检验指标的高低与健康相关

一、血压的高压和低压，您都了解吗

我们每次测量血压，都会得到两个数值，医生称这两个数值为收缩压和舒张压，老百姓熟悉的名字叫高压和低压。很多人都知道，血压不能超过140/90mmHg，一旦长期超过这个数，

每天怎么把盐控制在 6 克以内？

就是高血压病了，如果不服药控制，高血压对身体其他器官的损伤就随之而来了。很多高血压患者量了血压以后如发现数值略高，就会回忆自己是因为昨晚没睡好呢？还是刚运动回来呢？还是喝酒了呢？会纳闷血压怎么就高了。尤其若高压达到了 160mmHg 或 170mmHg，甚至更高的时候，患者就更紧张了，自己是怎么了呢？血压一过性升高往往与降压药用量不足关系更大。如果紧张情绪平复且用药后血压还未下降至正常值，一定要及时找医生诊治。

实际上，大家非常关注高压的数值，却经常忽视低压，如果测量出的血压是 120/100mmHg，很多人会觉得自己血压很正常，一点也不高，但其实低压 100mmHg 是高的。有的人只有高压高，有的人只有低压高，实际上，不管哪一项高，都叫高血压！那到底高压高危险还是低压高危险呢？

医学专家告诉我们：高压、低压哪个高都危险，只是危害不一样。心脏

跳动是一下一下地收缩和舒张的，收缩的时候，泵出来的血液形成的压力就是高压；舒张的时候，血管壁向内的压力就是低压。高压、低压之间的差距影响因素很多，主要取决于血管弹性的好坏，一定范围内，弹性越好，差别越小；反之，弹性越差，差别越大。老年人会有不同程度的大动脉硬化，对血压的缓冲能力下降，导致压差增大，即高压升高，低压不变或反而变低。

高压高而低压不高常见于老年人，这种情况较容易出现脑出血等问题，因为老年人动脉硬化，高压高易导致血管内膜损伤，甚至形成微血管瘤，一旦有了血压波动就容易出现血管破裂出血，致死、致残的可能性大，危害很大。

低压高多见于年轻人，不加控制可能出现肾损伤等问题。肾和血压之间的关系很密切，肾损伤后血压更容易控制不住，形成恶性循环。低压很高的患者若长时间不加控制、不管不问，可导致肾萎缩，引起肾功能不全，如果还不吃药将血压稳定下来，最终可能会发展成尿毒症。

中青年血压升高，主要是由于工作紧张、压力大、不良生活习惯、生活不规律、体力活动减少、超重或肥胖等因素使得交感神经兴奋，中、小动脉收缩，交感神经兴奋导致肾脏分泌收缩血管的物质增多，使得各器官、组织的血管进一步收缩，引起低压升高，尤其是肾脏血管的收缩更明显，久而久之，引起肾萎缩，肾功能减退，甚至肾功能衰竭。其他脏器由于局部血管收缩也会影响其脏器的功能。

低压每升高 5mmHg，高压每升高 10mmHg，对身体的危害是相似的，所以只控制好高压是不行的，也要控制好低压，详细地记录血压变化情况，遵医嘱服用药物。

（王　孜）

二、隐匿杀手——高甘油三酯血症

随着人们生活方式和饮食结构的变化，高甘油三酯血症已成为一种常见病。生活中，我们常常发现，很多人不能正确地认识高甘油三酯血症，经常把高甘油三酯血症等同于高胆固醇血症。实际上，血浆中的甘油三酯与胆固醇，二者无论是对于人体的生理作用，检测参考值的范围，或是对于人体的危害性都不甚相同。同样，在处理二者异常增高的病理状态时，预防、治疗的具体措施也不同。血浆中的甘油三酯含量是评估人体血脂水平的一项重要检测指标。然而，在实际生活中，甘油三酯的升高往往十分隐匿，因其在血液中升高所带来的危害诸多，所以我们需要认识一下高甘油三酯血症。

什么是甘油三酯

血脂是血浆中所有脂类的总称，甘油三酯、胆固醇各自作为血脂组成中的一类代表，在一定水平范围内的血脂对于人体是有益的。因脂质不溶于水，所以必须与其他脂质或载脂蛋白结合，才能够正常地在血液中被循环利用。脂质与载脂蛋白结合后形成脂蛋白，当血液中某一类脂蛋白或某几类脂蛋白的检测结果超出参考值范围时，可被诊断为高脂血症，主要分为高胆固醇血症、高甘油三酯血症、混合型高脂血症及低高密度脂蛋白胆固醇血症。研究发现，近30年来，我国人群的血脂水平逐年升高，成人总体血脂异常的患病率为40.4%。

甘油三酯是食物中脂肪在体内的存在方式，为临床中血脂检查的基本项目之一，为诸多疾病的高危因素。血液中的甘油三酯主要通过肠道从食物中摄取，另外肝脏也能够合成少量甘油三酯。甘油三酯被分解成脂肪酸后可作为生命活动的能量来源，参与维生素A、维生素D、维生素E、性激素和肾上腺素的合成、分解代谢，也直接参与胆固醇、胆固醇酯的合成。

甘油三酯升高与降低的临床意义

许多人不知道甘油三酯的水平同时受到饮食及接受检查时间的影响，因而，在多次检测甘油三酯后，可能会得到不同的数值，并且数值间可能会出现较大的差异。这也会造成如"我的甘油三酯水平真的升高了吗？""我得了高脂血症吗？"等疑虑和困惑。

其实，甘油三酯的水平主要受到遗传、环境的双重影响，同时与种族、年龄、性别以及生活习惯（饮食、运动等）有关。甘油三酯水平升高分为原发性升高与继发性升高，原发性升高多因遗传因素，继发性升高常继发于糖尿病、糖原贮积症、甲状腺功能减退、肾病综合征、妊娠状态等情况。甘油三酯降低较少见，亦分为原发性降低与继发性降低。原发性降低也多由遗传因素造成，如可见于无β脂蛋白血症或低β脂蛋白血症患者，继发性降低常见于甲状腺功能亢进症、慢性肾上腺皮质功能减退症、严重肝功能不全、吸收不良综合征、恶病质等。

甘油三酯升高是个缓慢的过程，并且十分隐匿，被称为"隐匿杀手"，早期常常无明显症状、体征，其发现与诊断主要依赖于定期的血脂检查。临床建议，低危人群 40 岁以下者每 2 年检查 1 次，40 岁以上者每 1 年检查 1 次，高危人群（＞ 35 岁，包括长期高脂、高糖饮食者，有高血脂家族史者，绝经期妇女合并肥胖、高血压、糖尿病等疾病的人群）以及已患高脂血症的患者应在医师指导下定期复查。

为避免因饮食、检测时间造成血脂检测结果不稳定，我们有如下建议。

1. 在接受检查前两周内保持正常饮食，不过度食入肥甘厚腻的食物或是过分节食。

2. 在抽血前 24 小时，不要有剧烈运动。

3. 在饭后 12～24 小时或早晨空腹时采血，这时血脂的检测结果较为可靠。若发现血脂异常，应在 1 周至 2 个月内再次复查血脂。

因饮食后甘油三酯可能为空腹状态下的数倍，所以临床医师常常推荐以 2 次及以上的甘油三酯异常检查结果作为高甘油三酯血症的评判标准。我国的《中国成人血脂异常防治指南（2016 年修订版）》中提出：血浆甘油三酯合适水平为 ＜ 1.7mmol/L；边缘升高为 ≥ 1.7mmol/L 且 ＜ 2.3mmol/L；升高为 ≥ 2.3mmol/L。

甘油三酯升高的危害

甘油三酯升高会导致平日我们所熟知的动脉粥样硬化，俗称"血稠"，最终血液会在血管壁上沉积，渐渐形成动脉血管内壁的小斑块。随着小斑块渐渐增大，血管内径变小，使得血液流速变慢，堵塞血管，严重时甚至可能使血流中断。如果斑块脱落，形成血栓，随着血流可能到心、脑、肾、眼睛等重要器官，继而造成心肌梗死、脑卒中、肾梗死、失明等疾患。另外很重要的一点，甘油三酯升高可增加急性胰腺炎的发病风险，当甘油三酯水平 ＞ 11.3mmol/L 时，胰腺炎发生的风险大大增高，是造成急性胰腺炎继发脂代谢紊乱的主要因素。并且，过多的脂质沉积于皮下，可使皮肤出现黄色瘤；沉积在内脏，可使肝脏、脾脏体积增大，此时，骨髓中可检测到泡沫细胞。

高甘油三酯血症的防治

高甘油三酯血症除了遗传因素外，主要与饮食和生活习惯不良有关，因此养成良好的生活习惯很重要。对于仅甘油三酯偏高而胆固醇正常的人群，调整

4 个小妙招，让你做饭少放油。

的关键是控制食量、减轻体重，以达到标准体重（BMI 18.5～22.9）为目标。

1. **饮食调节**　是调脂的基础。首先，调节饮食结构十分重要。限制甜食的摄入，因为糖类食物摄入过多可使甘油三酯含量升高。因此，日常生活中应注意白糖及含糖食物的摄入。可以通过增加膳食纤维的方式，如全谷类食物、水果、蔬菜及各种豆类，来降低血脂水平。其次，饮酒同样会增加甘油三酯的水平，因此需要禁酒。再次，限制胆固醇、脂肪含量高的食物，尤其应限制动物类脂肪和花生的摄入。可以适度摄入脱脂牛奶、核桃肉等其他含脂量低的果仁。

有一些食物可一定程度上降低甘油三酯水平，如沙丁鱼、大马哈鱼、马齿苋、豆类、大蒜等。此外，海带、紫菜、木耳、金针菇、香菇、洋葱等不仅可以降低甘油三酯，还可以防治动脉粥样硬化，这些食物可以常吃。

2. **适度运动减肥**　控制肥胖是预防甘油三酯过高的重要措施。慢跑、跳绳、游泳、乒乓球等运动都可以作为备选运动，大家可根据自身身体条件选择，平日应多参加体力劳动，减少脂肪堆积。

3. **药物控制**　在饮食调节及适度运动的情况下，如甘油三酯仍不能达到健康水平时，则需要在专业临床医师指导下选择合适的药物治疗，如贝特类、烟酸类等降脂药。同时，定期检测血脂水平是十分重要的。由于降血脂药物可能不同程度地影响肝功能，在监测血脂的同时亦要监测肝功能。

4. **中医中药**　中医学认为，甘油三酯升高属于"痰浊""血瘀"等范畴。多因饮食失节，恣食肥甘、膏粱厚味，醇酒癖饮或先天禀赋异常导致脾胃虚弱，失其健运，清浊不分。治疗上常用中药包括：海藻、瓜蒌、山楂、大黄、桃仁、红花、丹参、银杏叶、葛根、三七、桑叶、菊花等。中成药可在医师指导下选择，如血脂康、脂必泰等。一些中医传统保健操亦可用作预防保健，如八段锦、太极拳等。一些代茶饮品也可改善高甘油三酯血症。

（1）饮食失宜者，可选择消食化积之品，如山楂、绿茶、荷叶、麦芽等。山楂可配合绿茶饮用。

（2）脾胃虚弱者，可选择健运脾胃之品，如砂仁、薏苡仁、茯苓等。平时可自制薏苡仁茶。

（3）气滞血瘀者，可选择疏肝行气、活血化瘀之品，如陈皮、丹参、红花等。

小

贴

士

> **山楂冬瓜汤**
>
> 配方：干山楂 25g 或鲜山楂 15g，冬瓜 100g。
>
> 制法：将山楂、冬瓜连皮切片，加水适量煎煮 20 分钟即可，吃山楂、冬瓜，喝汤。每日 1 剂。
>
> 功效：山楂有扩张冠状动脉和促进甘油三酯排泄的作用，能降血压、降血脂。冬瓜是蔬菜中唯一不含脂肪的，所含的丙醇二酸可抑制糖类转化为脂肪，有防止体内脂肪堆积、血脂增高的作用。常饮此汤有显著降血脂的效果。

（张怡洁　熊旭东）

三、痛风：一个容易进错科室的疾病

随着高温季节的到来，夜间邀一众朋友喝着冰啤、吃着烤串、聊着天的人越来越多，同时夜间突发关节剧痛、红肿的患者也越来越多。这其中的一些患者经常为选择看哪个科室而犯难，有的因为关节痛，要求看骨科；有的因为尿酸高，要求看肾病科；有的甚至因为耳朵痛，要求看五官科。那么，到底应该看哪个科室呢？我们先来聊聊痛风。

什么是痛风

痛风是因尿酸盐沉积于骨关节、肾脏和皮下等部位引发急慢性炎症和组织损伤的一种疾病，与嘌呤代谢紊乱及尿酸排泄减少所致高尿酸血症直接相关，属于代谢性风湿病。说得通俗点，尿酸高了，沉积到关节、肾脏和皮下，造成组织损伤并引发炎症，所以引起疼痛。因此，痛风病还是应该看风湿免疫科。

痛风是什么原因造成的

很遗憾，对于为什么会痛风，现代医学给出的答案是三个大字——"不确定"，即病因不明。痛风分原发性痛风和继发性痛风。原发性就是指具体原因不明，大概一到二成的原发性痛风是由遗传因素引起的尿酸排出减少所引发的；继发性痛风指继发于其他疾病或药物，其中最常见的病因是肾脏疾病，这也就是为什么很多痛风患者都会直接就诊于肾病科的原因。

但是，是不是所有尿酸水平高的人都会得痛风呢？不是，其中只有5%～15%的人会得痛风。在尿酸高的人群里面，一般来说，家里有人得过痛风的患者发生痛风的危险性比较高；40岁以上的男性、更年期以后的女性患痛风的风险相对也比较高。

痛风的症状及危害有哪些

痛风一般分为无症状期、急性关节炎期及慢性关节炎期，亦有以肾脏病变为主要表现的痛风类型。

1. 无症状期　大多数患者都是高尿酸血症，部分患者有可能痛风终生不发作。

2. 急性关节炎期　一旦出现症状，痛风就进入急性关节炎期了，这个时候大部分患者都是睡觉到半夜突然发作以至于被痛醒，数小时内一侧大脚趾关节或踝、膝、腕、指、肘等部位出现红、肿、热、痛或无法活动，甚至有发热的症状。如果不作处理，一般数天或两周内也会自行好转，接下来就会进入缓解阶段，持续一段时间。

3. 慢性关节炎期　如果症状反复发作，痛风就会进入慢性关节炎期，患者关节会受到破坏，甚至会严重变形影响日常活动，此时还可在耳郭周围、反复发作的关节周边出现"痛风石"。

4. 以肾脏病变为主要表现的痛风　包括痛风性肾病及尿酸性肾结石病。痛风患者中10%～25%会有肾结石出现。

严重的疼痛、关节损伤贯穿了痛风的整个过程，后期的关节畸形、肾功能损害都大大影响了各年龄段痛风患者的生活质量，给患者造成了严重的心理阴影。

如何治疗及预防痛风

痛风急性发作阶段，需要依靠药物来缓解，最常用的是镇痛药物如塞来昔布、吲哚美辛、双氯芬酸等，还有秋水仙碱等传统治疗药物；急性期缓解约2周后，可逐步加用降低血尿酸水平的药物，如苯溴马隆、别嘌呤醇等，降低下次痛风的发作风险。

平时以预防痛风发生为主。对于有痛风家族史、体检发现高尿酸血症、营养过剩、嗜酒及活动少的高危人群，应该养成良好的作息习惯，适当增加运动，避免暴饮暴食，戒烟、戒酒，避免熬夜。同时，每年定期体检，监测血尿酸水平的变化也必不可少。

对已经患有痛风的患者，预防再发的重点当然应该是控制嘌呤的摄入，增加尿酸的排出，应采取多种非药物手段。

1. 在主食方面可以增加碳水化合物的摄入，如米、面等，有一定的增加尿酸排出的作用。

2. 严格限制嘌呤的摄入，多吃低嘌呤含量的食物，如五谷杂粮、蛋、奶、大部分瓜果蔬菜；少吃中嘌呤含量的食物，包括肉类、豆类等；尽量不吃高嘌呤含量食物，如动物内脏、海产品（虾、蟹、贝类、三文鱼、沙丁鱼、鳕鱼、吞拿鱼、鲍鱼等）、菌类、黄豆类、扁豆、芦笋以及长时间煲、煮的汤等。

3. 根据体重控制蛋白质的摄入，争取做到蛋白质摄入在 $0.8 \sim 1.0g/kg$，少吃脂肪及胆固醇含量高的食物，包括肥肉、鱿鱼、内脏、墨鱼等。脂肪摄取所占的热量应占每天总热量的 $20\% \sim 25\%$。

4. 戒酒，酒精易使体内乳酸堆积，影响尿酸排泄。还应控制盐的摄入，每日用量在 $2 \sim 5g$，少用辛辣刺激的调味料。

5. 大量饮水，每日保证 $2000 \sim 3000ml$ 饮水量，促进尿酸排出。

6. 尽量不用影响尿酸排泄的药物，包括一部分利尿药，如呋塞米、氢氯噻嗪等，以及阿司匹林、硝苯地平、普萘洛尔等。

7. 适当增加碱性食物的摄入，减少酸性食物的摄入，这里的酸碱性不是指味道上的酸性、碱性，碱性食物是指富含钾、钠、钙、镁等矿物质的食物，如水果里的猕猴桃、柿子、无花果、香蕉、西瓜、哈密瓜、梨、苹果、杧果、柑橘、橙、葡萄、石榴、荔枝、龙眼、柠檬、李子、桃子、樱桃；蔬菜中的番茄、竹笋、海带、苦瓜、冬瓜、黄瓜、丝瓜、油菜、生菜、白菜、胡萝卜、山药、南瓜等。

8. 适当多吃固肾补肾、行气活血、舒筋活络的食物，中医学认为固肾类药物有助于排泄尿酸，核桃、枸杞子、山药、栗子等皆可。

9. 多做运动，使肌肉和关节更稳定，痛风发病后疼痛感会减轻，但是注意避免剧烈的腿部运动，如登山、长跑等。

小 贴 士

桃仁粥

配方：桃仁 15g，粳米 150g。

制法：先将桃仁捣烂如泥，加水研汁，去渣，再入粳米煮粥，每日 1 剂。

功能：活血祛瘀，通络止痛。适用于瘀血痰浊痹阻型痛风。

（杨晓龙　熊旭东）

四、血糖升高就是得了糖尿病吗

李先生今年 52 岁，一向自觉身体挺好的，最近却有点烦心事：恰好单位里组织体检，空腹抽了个血，拿到体检报告时，化验单显示血糖检测结果 6.9mmol/L，参考值 3.9 ~ 6.1mmol/L，旁边还标注了个"↑"，提示血糖升高。李先生不由得纳闷起来："怎么回事？难道自己得了糖尿病吗？可是好像平时也没啥症状啊！"李先生到底有没有得糖尿病呢？让我们来聊一聊关于血糖的那点事儿。

什么是血糖

简单来说，血糖是指血液中的葡萄糖浓度。通常健康人空腹血糖的浓度维持在 3.9 ~ 6.1mmol/L。血糖浓度过低（低于 3.3mmol/L）时，人容易出现头晕、倦怠无力、心悸等低血糖症状；血糖浓度过高（高于 7.8mmol/L）时，特别是长期的高血糖和高尿糖（尿中葡萄糖检测呈阳性）使人容易患上糖尿病。

尿里也有糖吗

正常人 24 小时可经尿排出微量的葡萄糖，常规尿糖检测时为阴性。当血糖浓度高于 8.9 ~ 10.0mmol/L 时，超过了肾小管的重吸收能力，就会出现糖尿，这一血糖浓度被称为肾糖阈，这时候尿糖试验结果为阳性。尿糖阳性以糖尿病最常见，因胰岛素分泌相对或绝对不足，使体内各组织对葡萄糖利用率降低，血糖升高，超过肾糖阈即出现糖尿。因此，尿糖试验结果可以作为糖尿病严重程度及疗效检测的参考指标。需要注意的是，尿糖阳性可作为诊断糖尿病的重要线索，但不能作为诊断依据，这是由诸多因素造成的，比如妊娠期女性肾糖阈值低于正常人，无高血糖时也会出现暂时性糖尿。同样，尿糖阴性也不能作为排除糖尿病的依据。

怎么看化验单上的血糖检测结果

血糖测定包括空腹血糖和随机血糖两种。空腹血糖高于 6.1 ~ 7.0 mmol/L，称为高血糖。化验单上的血糖检测结果是确诊糖尿病的重要依据。空腹血糖持续高于正常范围，并伴有糖尿，结合一些临床症状，如多饮、多食、多尿，体重减轻（医学上俗称"三多一少"）等，就可以初步诊断为糖尿病了。那么，上述病例中的李先生仅凭一次空腹血糖升高的检测结果，能说是得了糖尿病吗？当然不能。李先生需要到医院做进一步检查，结合临床症状，才能做出诊断。

糖尿病的诊断标准是什么

我国目前采用 WHO（1999 年）糖尿病的诊断标准，具体见下表。

诊断标准	静脉血浆 葡萄糖水平（mmol/L）
糖尿病症状（高血糖导致的多饮、多食、多尿,体重下降、皮肤瘙痒、视力模糊等急性代谢紊乱表现）加随机血糖	≥ 11.1
空腹血糖（FPG）	≥ 7.0
餐后 2 小时血糖（无糖尿病症状者需另日重复检查复核）	≥ 11.1

这个诊断标准中的血糖是对静脉血浆的葡萄糖含量的检测结果，不是毛细血管血（如手指尖采血）中葡萄糖含量的检测结果。

为什么要测 2 次血糖

口服葡萄糖耐量试验（OGTT），是诊断糖尿病的检查项目之一。它是一种葡萄糖负荷试验，根据 2 次血糖检测结果，了解身体对葡萄糖的调节能力。通常是在清晨空腹抽血后，将无水葡萄糖粉 75g 溶解于 300ml 水中，被检测者 5 分钟之内服完。服完后 2 小时取血 1 次，测定血糖浓度。根据检测的血糖浓度和对应时间点绘制糖耐量曲线。OGTT 主要用于诊断症状不明显或血糖升高不明显的疑似糖尿病患者。

参考区间（成人）：空腹血糖 <7.0mmol/L；2 小时血糖 <11.1mmol/L。

糖尿病患者空腹血糖往往超过正常，食用糖后血糖更高，恢复至空腹血糖水平的时间延长。

糖化血红蛋白又是什么

糖化血红蛋白（GHb）是血中葡萄糖与红细胞血红蛋白相结合的产物，其中 HbA_{1c} 含量最多，因此多用 HbA_{1c} 含量来表示糖化血红蛋白。HbA_{1c} 含量可用于评价糖尿病患者的血糖浓度控制情况，反映过去 6～8 周的平均血糖浓度。大量研究表明，血糖控制良好，则 HbA_{1c} 保持正常或接近正常，糖尿病慢性并发症的发生和发展也较慢。现在世界卫生组织（WHO）及美国权威学术团体均将 $HbA_{1c} \geqslant 6.5\%$ 作为糖尿病诊断标准之一。

参考值区间（成人）：HbA_1（%）5.0%～8.0%；HbA_{1c}（%）3.6%～6.0%（HPLC 法）。糖尿病患者可达到 15%～18%。

警惕低血糖

血糖是为人们活动提供能量的直接供能物质，人的任何活动都离不开它，就像汽车要跑起来离不开汽油一样。血糖浓度低于 3.3mmol/L 时可能会出现低血糖症状，血糖浓度太低会直接使机体组织细胞发生严重的损害，特别是脑组织，还可诱发其他严重疾病，如急性心肌梗死等。所以，记得一定要吃早饭！人体经过一夜的睡眠，体内的营养已消耗殆尽，血糖浓度处于偏低状态，不吃早餐，不能及时充分地补充血糖浓度，上午就会出现头晕、四肢无力、精神不振等症状，甚至出现低血糖休克。

小贴士

山楂荷叶茶

配方：山楂 15g，鲜荷叶 50g。

制法：煎水代茶常饮，有降压、降脂、清热祛暑的作用。

功效：适用于糖尿病，中医辨证属肝火旺头痛、暑热口渴的患者。

（施佳华）

五、换个角度看人生——甲状腺激素的三段式变化

40岁的林晓工作忙碌，生活紧凑，一直感觉身体是部还不错的发动机，"伤风、感冒、拉肚子"都是小事，扛一扛就过去。就像半个多月前，她鼻塞、咽喉痛，也是1周就销声匿迹。但这几天，林晓开始发觉似乎人到中年，身体不是那么"灵光"了。起先是脖子痛，从碰碰、压压就痛，到昨天开始不碰也痛，现在连咽个口水都有心理压力，怕疼痛加剧。昨天下午莫名地怕冷，很快体温就高上来，用医务室的体温计一测，38.6℃。心跳似乎也不正常了，"慌""急""快"。林晓请了假，在医院挂号的时候，她发现递出病历卡的手在微微颤抖，明明不是那么害怕，咋还这么不淡定？坐在候诊椅上，林晓不停地擦汗，这几天莫名地容易出汗，脸上的妆都难以保持。唉，身体到底怎么了？怎么有点失控了？

预检分诊的时候，护士问明林晓疼痛的位置，给她分诊到"内分泌"科。医生经过询问和体格检查后，考虑是"甲状腺"出了问题，初步诊断为"亚急性甲状腺炎"。下一步需要进行甲状腺功能和血沉检查、甲状腺超声和甲状腺吸碘率检查以明确诊断。

甲状腺的基础知识

甲状腺位于颈前部，形状像蝴蝶。具体位置在甲状腺软骨以下，第3、4气管软骨环前面。蝴蝶的两个翅膀，就是甲状腺的两个侧叶，大约高5cm、宽2.5cm、厚2cm。两个侧叶之间的连接部分是甲状腺峡部。

甲状腺是人体内最大的内分泌器官，成人的甲状腺重量为20～25g。甲状腺位置表浅，可以随吞咽动作移动，医生通过视诊、触诊能够初步检查甲状腺的形态和质地。甲状腺形态异常可以表现为"甲状腺肿大"或"甲状腺结节"。

大于1cm的结节在触诊时可以摸到，比较小的结节需要通过甲状腺超声检查明确大小。

正常的甲状腺摸上去质地比较软，类似嘴唇的软硬度。如果摸上去质地较韧、较硬，就需要进一步明确原因。正常情况下，触诊甲状腺部位时没有疼痛，如果有触痛，可能是由亚急性甲状腺炎、急性甲状腺炎或甲状腺囊肿破裂出血等疾病引起的，其中，亚急性甲状腺炎是最常见的可引起甲状腺疼

痛的疾病。

甲状腺形态和质地的异常虽然提示甲状腺有某种程度的"不正常"，但并不能说明甲状腺功能不正常。如果要明确甲状腺功能状况，需要检测甲状腺激素水平。

甲状腺的功能

甲状腺组织由很多球状滤泡组成，滤泡周边是甲状腺细胞，其主要作用是合成和分泌甲状腺激素。滤泡内充满胶状物，主要成分为甲状腺球蛋白，滤泡是储存甲状腺激素的部位。这些储存的甲状腺激素可以维持 2～3 个月的人体需要。甲状腺激素通过血液运送到身体的各个组织发挥作用。甲状腺激素的生理作用非常广泛，包括维持机体能量和物质代谢、体温调节、促进生长发育、调节酶的功能等。如果甲状腺功能发生紊乱，会影响身体多个系统。

甲状腺激素

三碘甲状腺原氨酸简称 T_3，分子结构中包含三个碘原子。甲状腺素，也就是四碘甲状腺原氨酸，简称 T_4，分子结构中包含四个碘原子。T_3 和 T_4 是体内主要发挥作用的甲状腺激素。

T_4 全部由甲状腺合成和分泌，在评估甲状腺合成和分泌激素的功能时，需要关注血液中 T_4 的水平。

T_3 的活性远远高于 T_4，T_4 在细胞内发挥作用时，大部分会先转化成 T_3 再发挥作用。另外，只有 20% 的 T_3 直接来源于甲状腺，其余部分 T_3 按照人体需要的量在肝脏等组织中，在脱碘酶的作用下，由 T_4 脱掉一个碘原子转化而来。

T_3 和 T_4 在血液中的存在形式有 2 种，分别为结合型和游离型。结合型与血液中特定的血浆蛋白结合，是 T_3、T_4 的储存和运输形式。游离型甲状腺激素不与血浆蛋白结合，是 T_3、T_4 的活性形式，能够直接反映甲状腺的功能状态。结合型 T_3 和 T_4 可以看作是甲状腺激素在血液中的流动仓库，当组织需要更多的甲状腺激素起作用时，甲状腺激素就与蛋白分离，成为游离状态，发挥功效。结合型与游离型甲状腺激素加在一起就是总 T_4（TT_4）、总 T_3（TT_3）。

通过血液中甲状腺激素量的多少，可以判断甲状腺功能的状态，甲状腺功能亢进称为甲亢，甲状腺功能减退称为甲减。

TSH（促甲状腺激素）

在甲状腺功能的化验单上，还有一个重要指标——促甲状腺激素，简称 TSH。

顾名思义，TSH 与位于甲状腺的受体结合后会促进甲状腺激素的合成和分泌。TSH 并不是甲状腺合成分泌的，它来自于甲状腺的上级部门——垂体。垂体位于大脑中，是人体重要的内分泌器官，它像一个司令部，多种下级内分泌腺的激素的合成和释放都需要垂体的指挥。

垂体——甲状腺轴的调节

作为下级的甲状腺和上级的垂体之间会互相影响，我们称之为"反馈"。当血液中甲状腺激素水平过高时，信号会反馈到垂体，这时垂体分泌的促甲状腺激素就会减少，垂体对甲状腺的促进作用减弱，防止甲状腺激素进一步增多。

与之相反，当血液中甲状腺激素水平不足时，也会反馈给垂体，这时垂体分泌的促甲状腺激素就会增加，督促甲状腺努力工作，促使甲状腺激素的水平恢复正常。

垂体和甲状腺之间的"反馈"调节可以帮助人体维持激素与机体需要之间的平衡。这种"反馈"也使 TSH 成为反映甲状腺功能最为敏感的指标。

对于甲状腺本身的疾病的患者，出现甲状腺功能紊乱时，T_3、T_4 的箭头和 TSH 的箭头是相反的。

甲亢时，T_3、T_4 升高，TSH 降低。

甲减时，T_3、T_4 降低，TSH 升高。

林晓的复诊经历

两天后，林晓带着检验结果复诊。她看着高高低低的箭头一头雾水。甲状腺功能显示 TT_3、TT_4、FT_3、FT_4 都升高，TSH 非常低。

医生告诉林晓，她现在处于甲状腺毒症期，此时血液中甲状腺激素水平升高明显。升高的甲状腺激素会引起一系列的症状，如心悸、怕热、出汗、手抖、食欲增加但体重下降、脾气急、焦虑、大便次数增多等。这种状态可以形容为：即使安静地待在那里，身体也仿佛正在参加田径比赛，各种器官加速运转，什么都比较"快"，也比较"急"。结合林晓的甲状腺超声（出现与疼痛部位一致的边界不清的低回声区域），以及吸碘率明显下降，可以诊断为"亚急性甲状腺炎"。亚急性甲状腺炎是一种自限性疾病，患者会经历甲状腺毒症、甲状腺功能减退、甲状腺功能恢复3个阶段。现在林晓正处于甲状腺毒症阶段。甲状腺若受到炎症破坏，储存在滤泡中的甲状腺激素被释放到血液中，可造成血液中甲状腺激素过多，这是一种破坏性甲状腺炎。碘是合成甲状腺激素的原料，此时的甲状腺细胞因为炎症破坏而不能正常行使功能，所以摄取碘的能力也明显下降，吸碘率曲线呈现绝对低平。甲状腺细胞合成和分泌甲状腺激素能力的恢复需要一段时间，在合成激素能力少于机体所需的那段时间，就会表现为甲状腺功能减退。等到甲状腺细胞完全修复，甲状腺功能就渐渐正常了。疾病总是有一个过程，不同阶段采取不同措施，只有认清疾病，应对得当才是最好的安排。

林晓现在甲状腺疼痛明显，有发热，口服了2天"芬必得"，症状没有明显减轻，医生给予"泼尼松"治疗（一种肾上腺皮质激素，用于对抗炎症反应），同时告诉林晓要注意休息，多吃水果、蔬菜，补充能量，1个月后需要来复查甲状腺功能，明确一下甲状腺炎所处的阶段，如果甲减明显，需要补充甲状腺激素。

以下为林晓的临床资料，甲状腺功能检测指标（括号内为参考值范围）。

TT_3：3.08nmol/L（0.92～2.79nmol/L）。

TT_4：174.2nmol/L（58.1～146nmol/L）。

FT_3：10.47pmol/L（3.6～6.5pmol/L）。

FT_4：31.36pmol/L（11.5～22.7pmol/L）。

TSH：0.02mU/L（0.3～5.5mU/L）。

常见的甲状腺功能异常——甲状腺毒症

如果不严格区分，甲状腺毒症和甲状腺功能亢进症（简称甲亢）可以看作同义词。但是严格讲，两者之间还是有区别的。

甲状腺毒症：血液循环中过多甲状腺激素引起的以神经系统、循环系统、消化系统等兴奋性增高和代谢亢进为主要特征的临床综合征。

甲状腺功能亢进症：甲状腺本身合成过多甲状腺激素所致的甲状腺毒症。

比如像林晓的情况，由于甲状腺滤泡被炎症破坏（如亚急性甲状腺炎、安静型甲状腺炎、产后甲状腺炎等），滤泡内储存的甲状腺激素过量进入循环引起的甲状腺毒症，严格来讲就不是甲亢。

甲状腺毒症的常见症状包括：易激动、烦躁、失眠、心悸、乏力、怕热、多汗，食欲亢进但体重下降，大便次数增多或腹泻，女性月经稀少，可伴发周期性瘫痪和近端肌肉进行性萎缩伴无力。

常见的甲状腺功能异常——甲状腺功能减退症

甲状腺功能减退症（简称甲减）是由于各种原因导致的低甲状腺激素血症或甲状腺激素抵抗而引起的全身性低代谢综合征，其病理特征是：黏多糖在皮下组织和皮肤间堆积，表现为黏液性水肿。

甲减的常见症状可以归纳为几类，包括代谢减慢、组织中黏多糖积聚及其他症状。

代谢减慢的表现：乏力、虚弱、怕冷、活动后气促、体重增加、认知功能下降、便秘、生长缓慢。

黏多糖积聚的表现：皮肤干燥、声音嘶哑、浮肿。

其他症状：听力下降、肌肉力量下降、手足麻木、月经增多、青春期延迟。

林晓是个乐观的人，清楚了疾病的发生和发展过程，感觉这失控的身体一下子又变得可控了。按照病程规律，经过甲状腺激素过多、甲状腺激素不足、甲状腺激素正好这三个阶段后，身体一切就回归正常了。就像曲折式前进的人生一样，有上升、有下降、有回归，承认疾病每一阶段的规律，加上足够的耐心和理性的应对，大多数情况下都会恢复正常。

我们为何如此不同——甲亢与甲减

甲亢

我的出现就像一团火，
热气腾腾，感染全场，
即使安静不动，
仿佛也在奔跑，

心脏怦怦急跳，

肌肤已经微张，

我的双手细颤，

薄衫汗透，

我感到饥饿，

能量，我要更多的能量，

我越发焦急，

加速，一刻也不愿停歇，

我炯炯的双目，

看见一只火红的蝴蝶，

在失眠的夜里，

这喜好疾速的恶魔正嘲笑我的虚弱。

甲减

我的世界冷，

你摸肌肤已经渗出凉意，

干枯像冬的树杈，

我的头脑钝，

你看万物生长有什么可喜，

漠然如孤独的行者，

我的动作慢，

你听心脏都懒得跳动，

沉闷似遥远的钟鼓，

我缓缓扬起浮肿的脸，

声音嘶哑，

呼唤那只梦里的蝴蝶，

起舞翩跹。

（李　颖）

第 **3** 讲

这些症状，
可不是挺一挺就会好的

一、急性腹痛与急性胰腺炎

胰腺是个知名度不高的器官，很多朋友知道肝脏、胃、心脏，唯独胰腺是个什么东西不是十分了解。然而，低调归低调，胰腺一旦发起脾气来可不得了，一不小心就可能把人送进重症监护室，稍有不慎，人还可能"命悬胰腺"。所以，请大家一起了解一下胰腺的前世今生。

了 解 胰 腺

胰腺不大，扁长条形，长 12.5 ~ 15cm，宽 3 ~ 4cm，厚 1.5 ~ 2.5cm，位于胃的后面。别看它还没有一条黄鱼大，但却是人体不可或缺的重要器官。胰腺的功能主要分为两部分：①消化功能，胰腺每天分泌 1.5L 左右的胰液，内含 10 余种蛋白酶、脂肪酶、淀粉酶等，参与食物的消化；②内分泌功能，与糖尿病息息相关的胰岛素就是由胰岛细胞所分泌，此外胰腺还分泌胰高血糖素，两者共同调控血糖的高低。

胰腺为什么会发"炎"

急性胰腺炎，与胰腺的消化功能相关。胰腺分泌的各种消化酶（胰酶）是没有活性成分的，需通过胰管进入十二指肠后，在肠道中被激活，方能发挥消化功能。当某些原因使得胰酶尚在胰腺时就被提前激活，便会引发胰腺组织内的自身消化，产生胰腺的炎症、出血、坏死，也可继发感染、腹膜炎，甚至引起休克、死亡。

胰腺炎的诱因

各种引起胰管堵塞、使得胰酶提前激活的因素都会诱发急性胰腺炎，有如下最重要的几个因素。

1. **胆管结石** 是我国胰腺炎发病最主要的原因。人体的胆管、胰管多共同开口于十二指肠，胆管结石堵塞了胰液的排泄通道，或者胆汁反流，都可导致胰腺自身消化。

2. **病从口入** 酗酒、呕吐、暴饮暴食。酒精可诱发胰管出口处的组织水肿、括约肌痉挛，胰液无法引流进入十二指肠；呕吐可使十二指肠压力剧增，造成十二指肠内的消化液反流入胰腺；暴饮暴食会刺激胰腺不停地分泌大量消化酶，高负荷运转使胰腺不堪重负而发炎。

3. **其他** 肥胖造成的内脏脂肪大量堆积、肿瘤压迫、高脂血症、某些药物等，均可诱发胰腺炎。

急性胰腺炎的症状

急性胰腺炎有如下临床表现。

1. **腹痛** 95% 患者有腹痛，常突然发作，多出现在饱餐或饮酒后，疼痛位于上腹或左上腹，呈持续性、刀割样，蜷曲或前倾体位可使疼痛有所缓解，还有少数患者没有腹痛，仅表现为明显腹胀。

2. **发热** 多为中度发热，严重的出血坏死性胰腺炎可持续高热。

3. **恶心、呕吐** 可频繁出现恶心、呕吐，且吐后腹痛无缓解。

重型患者，还可出现以下症状。

1. **休克** 可突然出现烦躁不安、四肢湿冷、脉搏细速、血压下降，常见于急性出血坏死型胰腺炎。

2. **多器官功能障碍** 常见的是急性肺功能衰竭，表现为呼吸困难和发绀，还可出现消化道出血、肾功能衰竭、肝功能衰竭、心功能衰竭等症状。

急性胰腺炎的预防

急性胰腺炎是内科的危急重症，来势凶猛、治疗复杂，故而重在预防发生，贵在早期发现。应做到以下几点。

1. **管住嘴** 食勿过饱、低脂饮食、少饮酒。暴饮暴食、大鱼大肉、饮酒过量是急性胰腺炎发作的重要原因，逢年过节，老友相聚，一定管住嘴，以免"乐极生悲"。

2. **早治疗** 指的是"胆结石"，尤其是"胆管结石"的早治疗。不要以为结石安安静静的待着没什么问题，一旦不注意，结石长大或者移位，很容易堵塞胰液的出口，导致急性胰腺炎发作。

3. **早就医** 急性胰腺炎所表现的发热、呕吐、中上腹痛等症状与老百姓口中的"急性胃肠炎"很相似，当患者出现呕吐不止、腹痛剧烈无缓解、发热不退时，一定尽早就诊，请求专业医生的帮助，以免延误病情。

小贴士

拌茄泥

配方：茄子 250g，芝麻酱 10g，盐 5g，香油 5g，酱油少许。
制法：将茄子洗净，削皮，放在锅中隔水蒸熟，然后取出，拌酱油、香油、盐，搅匀即可食用。
功效：适用于胰腺炎患者。

（韩 蕊）

二、腰痛！小心是肾结石

得了肾结石怎么办？得了肾结石怎么检查？得了肾结石要紧吗？当你拿着自己的体检报告，上面写着"肾结石"时，这些疑问自然会浮现在脑海中。随着人们生活水平的提高，饮食习惯的改变，肾结石的发病率越来越高，而医学水平的日新月异，健康体检的普及，对肾结石的诊断也更精准了。

彩超、X 线、CT、磁共振等这么多先进的检测手段是不是都需要做一遍，从而确诊肾结石呢？答案当然是否定的。超声检查对实质脏器和内含液体的空腔脏器是最有价值的，而且是最简易的，对人体也是最无损伤的，故在我们平时体检中的应用是最广泛的。超声检查不但可以发现肾盂、肾盏内 2mm

以上的结石，还可以发现肾实质的一些病变，如肾囊肿、肾肿瘤等。但是超声检查的影像学诊断与操作者的水平有一定的关系，而且其无法明确肾结石的具体位置和硬度，多起到筛查的作用，对后续治疗方案的制定帮助不大。

X线检查，尤其是X线尿路造影对肾结石的诊断帮助很大，可以明确肾结石的大小、位置，还可观察肾盂肾盏的形态和输尿管是否通畅，对肾结石的定位和制定治疗方案有很重要的参考价值。但X线对含钙量较少的阴性结石显影不佳，并且其图像的质量易受到肠道内积气的影响。X线排泄性尿路造影不可用于怀疑急性尿路梗阻的患者，对肾功能不全的患者和孕妇则是禁忌的。

CT检查可以不受患者肾功能水平的限制，快速明确是否有肾结石存在，可获得肾结石的大小、数量、位置、硬度等具体信息，还可了解是否伴发肾积水，为肾结石后续的治疗提供准确依据。对部分情况较为复杂的肾结石，如患者身体基础条件允许，尤其是肾功能尚好的患者，可以行CT尿路造影检查，从而对整个尿路系统进行三维重建，使临床医生对整个尿路情况全面了解，针对肾结石对肾脏的影响做出精准的评估。当然，CT检查毕竟是放射性检查，除非病情需要，否则在短时间内不宜反复进行，对孕妇更是禁用。磁共振虽然是先进的影像设备，但对肾结石的诊断却不是首选，其图像显示对肾结石治疗方案的制定意义不大。

肾结石对人体的影响是不同的，有些肾结石不会引起任何不适症状，仅在体检的超声检查中被发现，当然，一般都是比较小的结石；有些肾结石却可导致"要命的腰痛"，是因为患者剧烈的腰腹部疼痛，到医院急诊科就诊才被发现的；有些肾结石则是因为患者看见肉眼血尿后，行相关检查后才发现的。另外，有些肾结石是因为患者已经出现了下肢浮肿、蛋白尿、少尿等肾功能不全的症状才被发现的。目前临床上对肾结石的治疗以缓解症状和保护肾功能为主。

小
—
贴
—
士

核桃糖酥

配方：核桃仁120g，冰糖120g。

制法：将冰糖溶化浸入核桃肉，以香油炸酥，装于密封容器内，每次食用30~60g，每日3次或4次。也可用市售翡翠胡桃，服法同上。

功效：温补肺肾，润肠通便，对于无泌尿道梗阻的状如绿豆、黄豆大小的结石，有促使其排出的作用，对于结构疏松的结石可帮助其分解后排出。

（盛旭俊）

三、尿频、尿急——尿路感染

对"尿路感染"大家应该并不陌生，因为许多人会有一次或者多次遭遇这个疾病。对于该病我们需注意以下两点。

1. 尿路感染并不是一个少见的疾病，它像感冒一样常见，但绝不是像治疗感冒那样简单，把尿路感染和感冒同等对待是肯定不行的。

2. 急性尿路感染如果不及时治疗，会发展成急性肾盂肾炎，严重者甚至会导致败血症和脓毒血症，部分患者也可以演变成慢性膀胱炎或慢性肾盂肾炎，甚至造成慢性肾功能不全、尿毒症。所以，我们应充分认识到尿路感染对人体可能造成的危害，及早就医。

尿路感染的预防

1. 合理用药。

2. 良好的心态和睡眠。

3. 多淋浴，少坐浴。

4. 避免憋尿，多饮水，勿久坐。

5. 注意清洁，勤换内衣。

6. 尽量避免医源性尿路感染。

7. 增强机体的免疫功能和抗病能力。

8. 女性尿路感染在月经期、妊娠期、更年期更需注意，特别是更年期注意一些易诱发尿路感染疾病的诊断和治疗，减少致病菌的侵入机会，防止尿路感染。

9. 在饮食上，忌食易引起胀气之物，忌服助长化生湿热之品，忌用辛辣刺激之物，饮食宜清淡。

积极治疗疾病

积极检查和治疗容易引起尿路感染的各种疾病，包括糖尿病、泌尿系统肿瘤、妇科炎症、可导致患者免疫功能低下的疾病、泌尿道结石、导尿管植入、泌尿系统异物、前列腺炎症、泌尿生殖系统结构与功能异常等。

发现尿潜血阳性，该怎么办？

中医中药也可辅助治疗和预防尿路感染，尿路感染属于中医"淋证"的范畴，辨证包括膀胱湿热证、肝胆郁热证等。中医还可以通过补虚益肾等方法，调理全身，提高免疫功能，防止疾病复发。

尿路感染可防、可治。养成良好的生活习惯，就能远离尿路感染，保持身体健康，更好地享受生活。

小贴士

绿豆马齿苋冬瓜瘦肉汤

配方：绿豆 150g，马齿苋 200g，冬瓜 500g，猪瘦肉 150g，蒜瓣 4 枚。

制法：将用料洗净，马齿苋切段。放适量清水在锅内，先煮绿豆约 15 分钟，再放入其他材料，煮约 1 小时，至猪瘦肉软熟，调味即可饮用。

疗效：此汤有清热止痢、解毒凉血之功效。适用于急性泌尿系感染，以及夏季热痢、肠胃炎、皮肤湿毒、热痱等病症。

（简桂花）

四、黑便，可能是这里出血了

什么是上消化道出血

上消化道出血是临床常见的一种以呕血、黑便为主要症状的消化系统急症。成人一天的失血量在 50ml 以上就会出现黑便；250～300ml 以上就会出现呕血，如果在短时期内失血量超过 1000ml 或超过循环血量的 20%，临床上出现口干、尿少、心悸、面色苍白、四肢湿冷、烦躁、神志恍惚甚至昏迷等急性周围循环衰竭的表现，就称之为上消化道大出血，这是一种可危及生命的急危重症。

上消化道是指哪些部位

从解剖上讲，上消化道指的是屈氏韧带以上的消化道，主要包括食管、胃和部分十二指肠。任何原因引起的上述部位的出血，临床上就称之为上消化道出血。所以，上消化道出血并不是一个明确的诊断，一旦发生了上消化道出血，我们应该进一步查明出血的具体部位和病因，这样更有助于给予相应的治疗。

引起上消化道出血的病因有哪些

上消化道出血的病因既可以是消化系统本身的疾病，如胃溃疡、十二指肠溃疡、肝硬化食管 - 胃底静脉曲张破裂、胃癌、急性糜烂出血性胃炎等，也可以是全身性疾病在消化系统的表现，如某些血液病、结缔组织病、应激等。虽然病因有很多，但临床上最常见的还是消化性溃疡（包括胃溃疡、十二指肠溃疡）和肝硬化食管 - 胃底静脉曲张破裂。

消化性溃疡包括胃溃疡和十二指肠溃疡。形成溃疡的因素有很多，幽门螺杆菌感染和长期服用非甾体抗炎药物是主要的病因。此外，长期精神紧张、过度疲劳也容易诱发消化性溃疡。消化性溃疡的症状表现轻重不一，有的表现为上腹疼痛，有的伴有黑便。如果溃疡侵蚀到周围血管，就可能出现大出血。

肝硬化多是由病毒性肝炎所致。此外，过度摄入酒精、胆汁淤积、自身免疫、淤血等多种病因均可导致肝硬化。肝硬化晚期出现门静脉压力增高，从而导致食管 - 胃底的静脉曲张，曲张的静脉一旦破裂，就会引起上消化道大出血。

如何治疗上消化道大出血

1. **紧急处理** 一旦发生呕血，应该立即禁食，卧位休息，尽可能侧卧，或是将头偏向一侧，保持呼吸道通畅，避免呕吐物反流引起窒息，尽快送往医院治疗。

2. 院内治疗　快速补充血容量，包括大量输液、紧急输血；消化性溃疡患者可给予 H_2 受体拮抗剂或质子泵抑制剂以抑制胃酸分泌；食管 - 胃底静脉曲张破裂出血患者则可给予生长抑素、血管加压素以降低门静脉压力；在上消化道大出血发生的 24 ~ 48 小时内进行急诊胃镜检查和内镜下止血措施是非常重要的，它不仅可以通过内窥镜直视判断出血的部位、病因以及出血情况，而且可以在内镜下进行药物注射、止血夹钳夹、电灼术、激光止血术、静脉曲张结扎等措施。内科治疗无效的情况下，可以考虑手术治疗。

如何预防上消化道大出血

1. 积极治疗原发性疾病，如肝病、胃病等。

2. 饮食规律，少食多餐，避免辛辣刺激的食物以及过量饮酒。

3. 精神放松，保持心情愉悦，避免情绪激动，作息规律，不过度劳累，适当锻炼，增强体质。

4. 对于中医辨证属胃热或肝火未清者，可多食用具有清热、凉血、止血的食物，如鲜藕汁、雪梨汁、甘蔗汁等；对于属虚寒体质者，则要注意加强营养，食物不宜过于寒凉，以免伤脾。

消化性溃疡患者饮食注意要点

消化性溃疡患者要避免进食酸性食物，含糖量过高的甜食也容易产酸而加重病情，故也应该避免食用。可以适量进食牛奶、鸡蛋、鱼虾、土豆、馒头等食物，既能给机体提供充足的能量、优质蛋白和铁、锌等微量元素，又有利于溃疡的修复。

肝硬化患者饮食注意要点

肝硬化患者应当进食细、软、少渣、易消化的食物，避免进食油炸、坚硬、粗糙的食品，以防曲张的食管 - 胃底静脉破裂。肝硬化患者的饮食要求是能提供充足的能量，高蛋白、低脂，多进食维生素含量丰富的食物，如牛奶、鸡蛋、瘦肉、绿色蔬菜等。少吃过咸的食物，控制钠和水的摄入量。注意补充铁、锌、硒等微量元素。

小

贴

士

鲜芦根粥

配方：新鲜芦根 100g、青皮 5g、粳米 100g、生姜 2 片。

制法：鲜芦根洗净后，切成 1cm 长的细段，与青皮同放入锅内。加适量冷水，浸泡 30 分钟后，武火煮沸，改文火煎 20 分钟。捞出药渣，加入洗净的粳米，煮至粳米开花，粥汤黏锅。端锅前 5 分钟，放入生姜，每日分 2 次温服。

功效：芦根清热养阴，青皮行气止痛，生姜和胃止呕，粳米养胃益脾。以上诸药，配伍得当，共达泄热和胃、养阴止痛之功效。

（张　涛　熊旭东）

五、颈椎酸痛和颈椎病

　　邻居小李是个在银行工作的白领，平时工作很辛苦，年初来找我，说今年过年的时候，大家都在玩"手机抢红包"，他也参与其中，结果几周下来，脖子痛的老毛病又犯了，而且比平时更

葛氏捏筋拍打疗法，养护颈肩助睡眠。

厉害，担心自己是不是得了颈椎病，就来找我咨询。

　　说起颈椎病，很多老百姓觉得脖子酸痛就是得了颈椎病，其实不然。按照医学上严格的定义，颈椎病是指颈椎间盘、颈椎椎骨及椎间关节出现退行性病变，从而刺激或压迫周围组织引起的一系列临床症状和体征。简单地说，颈椎病是由于老化而突出的颈椎间盘、钙化的韧带或颈椎骨质增生（俗称骨刺）压迫神经引起的一系列临床症状，表现为颈肩痛、四肢麻木或乏力等。严重的颈椎病患者会出现双下肢痉挛，行走困难，更严重时甚至会出现四肢瘫痪、大小便失禁等症。详细问了小李的病史，做了检查，发现他的症状仅仅是颈部酸痛，平时工作久坐累了就会发作，休息时热敷下，或去按摩下就可好转，这次的症状也一样，并没有手麻、两条腿无力等表现，所以他应该是出现了"软组织劳损"。

颈椎病的基本病因是颈椎的"退行性变"，也就是老化。退行性变是一切器官或组织的自然过程，颈椎也同样如此。椎间盘老化后，其中心的髓核组织脱水变硬，外层纤维环薄弱，久而久之就可能造成椎间盘突出，压迫神经，引起颈椎病。还有一种情况是由颈椎骨刺引起的，骨刺是人体的一种代偿机制，当脊柱不稳定时骨质会增生来增加脊柱的强度。骨刺本身不是坏事，但当增生的骨刺压迫神经产生症状时就会引起颈椎病。所以，骨刺虽不是颈椎病，但它是导致颈椎病的原因之一。

根据颈椎病的各种症状，可以分为颈型颈椎病、神经根型颈椎病、脊髓型颈椎病、椎动脉型颈椎病、交感神经型颈椎病等。下面我们重点讲解常见的脊髓型颈椎病和神经根型颈椎病。脊髓型颈椎病是指脊髓（也就是神经的总干）受到压迫造成四肢麻木、肌肉力量下降。患者常常出现双脚踩棉花感或束胸感，走路易跌倒。这种类型的颈椎病如不及时诊治后果会非常严重，一定要及时就医。神经根型颈椎病是神经根受压，患者往往出现颈肩部、上臂以及手部的酸痛、麻木感。

颈椎病的发病还与日常生活、工作、睡眠的姿势是否正确有关。比如会计、作家、驾驶员及需长期操作电脑的人员，他们需要持续伏案工作和学习，久而久之，一方面容易造成颈部软组织劳损，另一方面由于肌肉力量下降，会加速颈部韧带和椎间盘的退变，更容易患颈椎病。正常的颈椎有一个向前凸起的弧度，长时间低头，颈椎的生理弧度会逐渐消失，也容易造成椎间盘的老化或退变，压迫神经，引起颈椎病，这些人拍摄 X 线片，会提示"颈椎生理弧度消失"，此时就要警惕颈椎病的发生了。现在，随着手机的广泛使用，"低头一族"越来越多，这也是颈椎病发病率高的一个原因。

因此，在颈椎病发病前要养成良好的生活习惯，合理地锻炼颈部肌肉，这些都对延缓颈椎的衰老很有好处。平时注意，电脑屏幕的位置不宜过低，不要长时间低头工作，要经常变换头颈部的姿势，白领一族要学会并常做颈部工作操；看手机、书报等建议每 40 分钟左右休息几分钟，做一些舒缓的颈部屈伸或旋转运动；枕头的选择不宜"高枕无忧"，正确的枕头应该是"颈枕"，枕在颈肩部而不是枕在头下，仰卧时枕头不宜过高，维持颈部前凸的弧度，侧卧时枕头要略高，使头部维持在中线位置。参加适量的体育锻炼，合理地锻炼颈部肌肉，也有助于加强颈椎的稳定度，防止过度的骨质增生压迫神经，延缓颈椎的老化，从而减少颈椎病的发病概率。另外，戒烟也非常重要。因为烟草内含有许多有害物质，如尼古丁会使小血管痉挛，影响局部组织的血液供应；一氧化碳气体能破坏椎间盘的营养供应，加快椎间盘退行性变的进程，形成颈椎病。如果颈椎病需要手术治疗，由于吸烟患者术中气道内的痰较多，有诱发肺炎的危险，甚至可能造成窒息。

平时还经常遇到一些患者，他们的主要症状是头晕或头痛，加上有时会伴发颈部酸痛的症状，就自认为患上颈椎病。其实引起头晕头痛的疾病种类繁多，绝大部分不是因颈椎病引起，常见的有五官科、神经内科、心内科和眼科等科室的相关疾病。只有极少数患者的头晕发生在颈椎旋转时，是由于颈椎部位的血管或交感神经受压造成的，临床上把它称为"颈性眩晕"，发生率仅1%。

一旦出现下列症状，就算没有颈部酸痛，也一定要高度警惕，因为你很可能已经患上了颈椎病，比如肩部和上肢有放射样疼痛，四肢持续麻木，写字、握筷、扣纽扣不灵活；走路没力气，走路有踩棉花的感觉，尤其是老年人，不要认为走路没力气只是人老了，关节不灵活了。这些患者一定要去医院及时治疗。

神经根型颈椎病往往可以通过保守治疗缓解症状。包括改善不良生活习惯和姿势，外力牵引和理疗，加上口服神经营养类药物治疗。大多数患者保守治疗可得到满意的疗效。如果经过3～6个月的保守治疗无效才需要考虑手术治疗。

很多患者由于害怕手术，保守治疗效果差就去找"偏方"，往往会延误病情。

一旦明确是脊髓型颈椎病，就要尽早手术。这类患者是禁止牵引和保守治疗的，因为牵引会加重脊髓压迫，而保守治疗往往会延误病情，脊髓压迫时间越长，手术效果越差。就像一棵小草，被石头压住了，草已经发黄了，还不去把石头搬掉，等草枯萎了，才想到去搬石头，那时候草已经枯死，悔之晚矣。有些患者在医院做了磁共振（MRI）检查后发现"脊髓出现高信号"，其实就是"脊髓变性"，这时候如果再不及时治疗，延误病情，预后会很差。即便及时手术，被压迫神经的功能也往往难以恢复，甚至发展到瘫痪的情况。

随着现代医学的发展，医疗技术的提高，显微镜的使用，将微创化的技术引入颈椎手术中，使其安全性大为提高。老百姓经常存在这样的老观念："颈椎手术开了要瘫痪的。"诚然，任何医疗操作、手术都有风险。颈椎手术虽然是高危手术，但实际上现在的手术技术已经非常成熟，有经验的医生可以将手术风险降到最低。目前，在一些医院内发生手术后瘫痪的比例远低于千分之一，因此完全没有必要讳疾忌医。

川芎白芷炖鱼头

配方：川芎 15g，白芷 15g，鳙鱼（又叫胖头鱼）头 1 个，生姜、葱、盐、料酒各适量。

制法：将川芎、白芷分别切片，与洗净的鳙鱼头一起放入锅内，加姜、葱、盐、料酒、水适量，先用武火烧沸后，改用文火炖熟。

功效：祛风散寒，活血通络。

（周晓岗　董　健）

六、不听"司令部"指挥，心脏乱颤是怎么回事

深夜的急诊输液室，患者已陆陆续续地回家了，只剩下张阿婆和李爷爷，每人守着一台心电监护仪，旁边输液泵里的液体好久才往下掉一滴……

"哎，看来我们俩的毛病是一样的啊。""是啊，医生说我的心脏乱跳，其实我自己也感觉得出来，刚刚心脏跳得那么快都要跳出来了。"正说着话，交好班准备下班的韩医生走了进来，看了看监护仪，对两位老人说："两位老人家，你们的毛病差不多，都是由于心脏不听司令部的指挥，自顾自地乱跳一通。""啊？心脏还有司令部啊？韩医生你快讲一下，我们是怎么得了这个毛病的呢？""好吧，尤其是李爷爷，你这个月都来两次转律了，我是应该好好地跟你们讲一下心房颤动这个病了。"

什么是房颤

心房颤动简称房颤，房颤的机制其实很复杂，我们来打个简单的比方：人的心脏像是一群训练有素的士兵，正常情况下，都听从司令员——窦房结的指挥，规律地收缩舒张，当司令员病变后，心房内一些士兵首先"叛变"，各自为政，于是心房内正常规律的心跳被快速杂乱无章的电活动替代，相应地心室也会出现快速而毫无章法的收缩和舒张。房颤时，心房每分钟可以颤动 350～600 次，心室率快时可以达到每分钟 100～160 次，而且是不规则的跳动。

房颤时有何不适

房颤发作时的典型症状有以下三点。

1. **心悸** 心跳加快，好像要跳出胸腔。

2. **胸闷** 心前区有压迫感、气短，动则气促。

3. **眩晕** 头晕眼花，甚至可能晕倒。

还有一部分患者可以无任何感觉，不知自己已经出现了房颤。

房颤有何危害

1. **脑卒中** 心房颤动的时候，心房内很容易形成附壁血栓，血栓一旦脱落，最容易堵塞的部位就是脑血管，房颤患者脑卒中的发生风险是正常人的 5 倍。

2. **心力衰竭** 心脏快速搏动，很容易疲劳，长此以往，会出现心功能减退直至衰竭。

房颤怎么治疗

1. **抗心律失常** 恢复并维持正常心律：可用药物（胺碘酮、β 受体阻断剂、钙离子拮抗剂、地高辛等）或射频消融的方式，将心房中异常放电的那部分"叛变者"消灭掉。

2. **预防并发症**

（1）预防脑卒中，医生会通过综合评估，给出一个抗凝治疗的方案，最大可能地预防血栓的形成，预防脑卒中，并同时减少抗凝药物带来的出血风险，给患者带来最大受益。

（2）预防心力衰竭，通过药物让心脏跳得慢一些，减轻心脏的负担，消除增加心脏负担的因素，尽可能地保护心脏功能。

正确的心电监护仪参数怎么看

心电监护仪上的数据一般包括以下几项。

1. **心率** 即 HR，通常在最上面，正常值 60 ~ 100 次 / 分，如 97 次 / 分就是正常心率。

2. **血氧饱和度** 即 SpO_2，指血红蛋白被氧饱和的百分比，正常值 90 ~ 100，一般人都是 99 ~ 100，越缺氧，血氧饱和度越低。

3. 呼吸频率　即 RR，正常值 16～22 次 / 分，如果呼吸超过 24 次 / 分，称为呼吸频率增快或气促，常见于缺氧、高热等患者。

4. 无创血压　即 NIBP，包括收缩压及舒张压，收缩压正常值范围为 90～140mmHg，舒张压正常值范围为 50～90mmHg，如 114/60mmHg 就是正常血压。

消除诱因，和平相处

相当一部分的房颤发作都是有明确诱因可寻的，那么，如何消除诱因，与房颤和平相处呢？

1. 饮食科学健康　房颤的常见诱因中大部分都和饮食相关，包括吸烟，酗酒，常饮浓茶、咖啡，暴饮暴食，长期摄入高盐、高脂食物，以及厌食所引发的电解质紊乱等，生活中应戒除上述不良饮食习惯，做到均衡膳食，多吃蔬菜、水果，食量稳定、规律，对于服用华法林抗凝的患者而言，饮食健康、科学更是重中之重。

2. 运动规律有度　房颤了，就要整天坐、卧，少动甚至不动吗？这是误区！适度、规律的运动不仅能够提高房颤患者的运动耐量，延缓心衰进程，还能有效控制高血压，减肥，降脂，减轻心脏的负荷。房颤患者应根据自身年龄、心脏基础功能、有无并发症等情况，循序渐进地开展一些轻量的运动，从最基本的肢体运动、慢步行走开始，逐渐适应后，根据体力及心功能情况过渡到快走、慢跑、游泳、骑车等强度较大的运动，谨记平稳加量，切忌操之过急。对于高龄、并发症较多、脏器功能较差的患者，应在医生指导下开展力所能及的运动。

3. 心态平和积极　心情焦虑紧张，不仅会诱发房颤发作，还会加快房颤的心室率，加快心脏功能衰竭的步伐，然而在现实中，焦虑、紧张、易怒却又是房颤患者的通病，不利于病情控制。房颤患者应正视房颤，明白房颤是一种很常见的心律失常，且可控可治，要树立战胜房颤的信心，积极配合治疗，摒弃不良生活习惯，心态平和，不发愁、不动怒。

4. 及时就医　对于阵发性房颤患者，大部分时间心跳是正常的，突然发作，出现心悸等不适时，一定要及时就医，48 小时内都可以通过药物转复，越早就医，转复成功率越高，血栓形成的概率越低。对于永久性房颤患者，尤其是已规律服用华法林抗凝治疗的患者，应定期就医，对自身的心脏功能、并发症控制情况进行科学全面的评估。

"儿子从国外带了咖啡豆孝敬我,最近咖啡喝得比较多,怪不得1个月发了两次房颤。"李爷爷说道。"我最近添了孙子,家里都乱套了,真是越着急越忙乱,心脏病就越容易来啊。"张阿婆说道。

对于房颤的前因后果,两位老人都有了切身体会,各位看官,你们了解了吗?

小贴士

当归生姜羊肉汤

配方:当归 10～30g,羊肉 75～100g,生姜 3 片,大枣 2 枚。
制法:水 1 碗至 1 碗半,放入炖盅炖熟,油盐调味,饮汤,亦可食肉。
适用对象:中医辨证为心血少而体质虚寒的房颤患者。

(韩 蕊)

七、大便出血——和痔疮说拜拜吧

不规律的饮食和不健康的生活方式不仅会带来体重的上升,身体还会出现其他的一些小困扰,比如痔疮。春节前后,正是痔疮的高发期,该时期气候干燥,人们饮食肥腻,饮酒较多,应酬较多,容易疲劳,这些原因决定了春节前后是痔疮发作的"主要时机"。

这不,小周今年长假和家人自驾游,从江南水乡到华北平原,从西安吃到洛阳,在祖国的"供暖区"又得到了各类美食的滋补。出门时带的满满一箱秋衣秋裤、毛衣毛裤、羽绒服等衣物基本都没用到,室内温暖如春,只需穿单衣。湿衣服、湿毛巾一夜就干了,可想而知,皮肤也比较干燥。再加上羊肉泡馍、酸汤水饺、水盆羊肉、肉丸胡辣汤、豆皮涮毛肚、油泼面、臊子面、肉夹馍、洛阳水席等一众美食的洗礼……果不其然,出行途中一个流鼻血,一个发了痔疮。

那叫一个坐立不安啊,便血、肛门处坠胀肿痛,即使用了畅销海内外的神药——痔疮膏,再加上温水坐浴、清淡饮食,也是过了好几天才缓解。

其实，"痔"（也叫肛垫）是人人都有的一种正常生理结构，它位于直肠下端及肛管的黏膜下，主要由静脉血管及一些结缔组织组成。在正常情况下，"痔"会保持一定程度的充血，起"闭气闭水"的作用，也就是说，当环境不允许人排气或排便时，"痔"保证气体和粪便不会溢出。但如果人长期处于某种体位或腹压较高时，直肠末端静脉丛的血液回流持续受阻，导致静脉血管过度充盈、曲张成球状，就形成了痔疮。

正所谓"十人九痔"，痔疮很普遍，但并不会时时发作，往往由各类因素诱发，小周这次的旅游经历其实就是一个经典的"痔疮诱因"大全。

首先，由于长途自驾游，大家都处于久坐的状态，直肠末端静脉丛的血液回流受阻；运动量减少会导致胃肠蠕动减慢，粪便在肠腔内停留时间较长，其中的水分被重新吸收，引起大便干燥、排便困难，从而诱发痔疮。

其次，"供暖区"气候寒冷，室内暖气又使空气燥热，尤其是对于习惯了潮湿气候的南方人，如果不及时补水，很容易造成身体津液耗伤，形成便秘，诱发痔疮。

再加上一路上生活作息不规律，饮食荤腥、油腻、辛辣，缺少膳食纤维的补充，造成消化道极大的负担。中医认为，湿热内生，若下注肛门，使肛门充血灼痛，内火郁热发不出，只好迫血妄行！

如何远离痔疮的发作

很简单，那就是"定期体检、生活规律、适量运动、膳食平衡"。

1. **定期体检** 若出现便血，首先找家正规靠谱的医院做检查，排除重大器质性疾病，比如说直肠肿瘤。最简单的肛门指检和肛门镜就能确诊痔疮。

2. **生活规律** 保持规律的生活，培养良好的排便习惯很重要。只有大便畅通了，痔疮才不容易出现。其实，按照自己的生活习惯来，只要有规律，早起、三餐后、睡觉前都是很好的排便时机，有便意需及时排，解除便秘的困扰才能远离痔疮。

另外，记得便后用温水进行局部清洗，这是个预防和缓解痔疮的好办法。

3. **适量运动** 适量的运动可以帮助我们的肠道蠕动，如快走、慢跑、跳舞、瑜伽、游泳等都可以，另外，可以做提肛运动，有助于改善肛周血液循环，防止直肠末端静脉丛曲张淤阻回流。当然，运动要注意适量，中医认为，过度运动和疲劳会令人气虚而至中气下陷，造成痔疮脱垂。

4. 膳食平衡　饮食方面，需要在富含高蛋白、高胆固醇的饮食中添加足够量的膳食纤维，粗粮、蔬菜、水果中都富含膳食纤维，这样便于营养物质的吸收，并且可促进肠道蠕动，将肠道里堆积的"废物"及时排出。因此，可以说，膳食纤维在我们身体中充当着清道夫的角色。

另外，别忘了多喝水，推荐每天至少饮水 250ml×6 杯，补充肠道津液。

在饭后的 30 分钟至 2 小时内，我们还可以添加一些益生菌以调节肠道菌群，喝酸奶或吃乳酸菌片都可以。

在这里为大家推荐一道既美味又健康的预防痔疮小甜点——南瓜百合银耳红枣汤。

南瓜、大枣益气补脾，百合、银耳清润养阴，这四种食材都富含膳食纤维，能润肠通便、清火益气，预防痔疮。制作起来也很简单，将大枣、银耳、南瓜洗净、泡发，少量冰糖加水放入炖锅，大火煮开，小火慢炖，鲜百合易烂不耐煮，起锅前 15 分钟加入就可以了。

最后，借这道清润可口的小甜品祝大家和和美美，健康快乐！快和痔疮说拜拜吧！

小
—
贴
—
士

米醋煮羊血

配方：羊血 200g，醋、精盐各适量。

制法：将羊血切小块，加入醋 1 碗，煮熟，以精盐调味，食羊血。

功效：化瘀止血。适用于内痔出血、大便下血等症。

（周　璐）

第 **4** 讲

这几个重大疾病，
没有我们想象的可怕

一、您知道急性心肌梗死的不典型表现吗

什么叫急性心肌梗死

急性心肌梗死是因冠状动脉急性、持续性缺血缺氧所引起的心肌坏死的一种疾病。目前是最危重的心脏急症之一，也是导致中老年人心脏性猝死的主要原因之一。

急性心肌梗死的表现有哪些

急性心肌梗死的典型表现有哪些

急性心肌梗死的临床表现差异很大，大多数患者既往有冠心病、高血压、糖尿病、高脂血症等慢性疾病，可因劳累、情绪波动、吸烟、饮酒等因素诱发，典型的表现是胸骨后疼痛，疼痛呈压迫性、闷胀性，患者可出现窒息感。同时伴有面色苍白、心悸、气促和出冷汗等症状。服用硝酸甘油不能缓解时，要高度警惕心肌梗死发生的可能性。

急性心肌梗死的不典型表现有哪些

1. **腹痛**　上腹痛为急性心肌梗死主要表现的情况并不少见，临床上易误诊为急性胃炎、消化道溃疡、胰腺炎、胆囊炎、急腹症等。老年人可同时伴有呼吸困难、发绀、心律不齐等症状。

2. **牙痛、下颌痛**　以牙痛、下颌痛为主要表现的急性心肌梗死多称为"心源性牙痛"，常表现为剧烈牙痛，但牙痛部位不明确，往往数个牙齿都感到疼痛，而且服用一般止痛药疼痛不能缓解。同时可伴有大汗淋漓、面色苍白的症状，甚至有濒临死亡的感觉。

3. **无痛性心肌梗死**　无痛性心肌梗死多见于老年人，特别是糖尿病患者，发生心肌梗死时，常表现为上腹部堵闷感、心悸、憋气、低血压、休克或心律失常等症状。这主要是因为老年人自主神经功能减退。糖尿病患者多伴有神经病变，使该类人群对疼痛的敏感性差、痛阈增高。

4. **其他不典型表现**　如以心力衰竭为首发症状，可表现为劳力性气促、发绀、烦躁、端坐呼吸等；或以脑卒中为首发症状，表现为头晕，肢体瘫痪或突然意识丧失、抽搐等。

急性心肌梗死发生时如何救治

1. **应急自救**　"时间就是生命"，我们知道出现血管阻塞后大约30分钟心肌就开始坏死，6～8小时心肌将完全坏死，在这期间越早打开阻塞的血管，存活的心肌就越多。因此，如果发现自己或家人、朋友突发心肌梗死，我们应该保持镇定，果断急救。

（1）拨打120：尽快与医院、急救中心联系，请医生速来抢救或送医院救治。

（2）就地平卧：立即让患者就地平卧，双脚稍微抬高，严禁搬动，因为任何搬动都会增加心脏负担，危及生命。

（3）镇静：如有家用常备药箱，立即予硝酸甘油片让患者含服。

（4）吸氧：有条件的应立即给予吸氧。

（5）人工呼吸：如患者心脏突然停止跳动，立即进行胸外按压和口对口人工呼吸，直至医生到来。

2. **医院治疗**

（1）一般治疗：给予吸氧、生命体征监测，立即给予阿司匹林300mg

（如是肠溶片剂，需嚼碎服用）和氯吡格雷 300mg 口服。

（2）解除疼痛：疼痛剧烈者可给予吗啡 3～5mg，皮下注射，疼痛较轻者可给予硝酸甘油或硝酸异山梨酯舌下含服或静脉滴注。

（3）心肌再灌注治疗：包括溶栓治疗、介入治疗（PCI）、主动脉 - 冠状动脉旁路移植术等方式。

小贴士

> 除了警惕以上不典型的急性心肌梗死外，胸痛还需要和以下两种急危重病鉴别。
>
> ◇ 主动脉夹层：常产生类似急性心肌梗死的胸痛，其胸痛的部位常较高，呈撕裂状，起病常较急性心肌梗死更为突然，疼痛迅速达高峰且范围广泛，常放射到背、腰、腹和小腿，疼痛多持续不缓解，虽可有休克症状，但病程中常伴有高血压，还可见双侧上肢的血压不一致，单或双侧桡动脉、颈动脉搏动减弱等体征。主动脉造影有助于确诊。
>
> ◇ 肺动脉栓塞：可发生胸痛、咯血、呼吸困难、休克症状，伴有右心负荷急剧增加的表现，如发绀、肺动脉瓣听诊区第二心音亢进、双下肢水肿等。放射性核素肺灌注扫描有助于确诊。

（韩　丹　熊旭东）

二、脑卒中防治

冬春交替，多种疾病进入高发期，脑卒中起病急骤，致死致残率高，是威胁中老年群体生命和健康的重要疾病。这个季节防治脑卒中，我们应了解、注意什么呢？

什么是脑卒中

脑卒中包括缺血性脑卒中和出血性脑卒中两大类。缺血性脑卒中即"脑梗死"，是指因脑部血液循环障碍，脑组织因缺血、缺氧而发生局限性缺血性坏死或软化，是急性脑血管病中最常见的类型。出血性脑卒中又叫"脑出血""自发性脑出血"，是指原发性非外伤导致的脑实质内出血，虽然发生率不及脑梗死，但却是急性脑血管病中病死率最高的。

如何预防脑卒中

多种危险因素会增加患脑卒中的风险，分为可干预性和不可干预性两类。

1. 可干预性危险因素 包括高血压、糖尿病、心脏疾病、血脂异常、吸烟、酗酒、肥胖、动脉粥样硬化、高同型半胱氨酸血症、口服避孕药物、情绪应激等。具有这些危险因素的高危人群，同时应注意持续、平稳地控制血压、血糖、血脂，并定期自行监测，必要时到门诊咨询医生。戒烟、限酒，保持规律运动和良好的饮食结构、控制体重也是有效的预防措施。有心脏病、动脉粥样硬化等基础疾病的患者，应遵医嘱规范进行药物治疗，并定期至相应专科随访，降低发生脑卒中的风险。

2. 不可干预性危险因素 包括年龄（老年）、性别（男性）、遗传因素（如近亲多发脑卒中）等。虽然我们无法改变这些因素，但要明白这些因素会增加自己发生脑卒中的风险，并且应针对可干预因素进行预防，熟悉发生脑卒中的"征象"，在必要时及时寻求帮助、就诊。

特别需要注意的是，天气寒冷、冷热交替均是脑卒中的诱发因素。冬天天气寒冷，雨雪较多，人们应注意保暖，尽量减少外出，高危人群尤其应该注意防范。

除以上危险因素外，曾有过短暂性脑缺血发作（症状一般在 1~2 小时内消失，头颅磁共振检查未见明显病灶，在正规医疗机构已明确诊断）或脑卒中的患者是发生（再发）脑卒中的高危人群，应特别注意针对可干预因素进行预防。

如何发现脑卒中

脑卒中一般起病急骤，症状常在数分钟至数小时内达到高峰（部分患者在起病几天内症状仍可逐渐加重）。部分患者可于熟睡时发生脑卒中，表现为睡前无症状，醒后发现症状。而出血性脑卒中常于运动或情绪激动时发病，但也可在安静时发作。

由于脑梗死、脑出血的部位和严重程度不同，症状较为多样，熟悉以下常见"症状"，有助于患者和家属及时发现脑卒中，及时就医。

脑卒中的"症状"一般表现为各种功能障碍，可出现各种不同组合，包括如下 8 点。

1. **肢体运动障碍** 表现为肢体力量下降，活动不利（如不能行走、持物，或仅肢体力量下降），一般呈左、右不对称，可仅累及一侧，或以一侧为主。上、下肢的症状可单独或同时出现。还可有肢体运动不协调等表现。

2. **言语或语言障碍** 表现为口齿不清、发音含糊、声音嘶哑，或突然"失语"（无法进行正常的语言表达）、忘词（想不起某些物品名称和人名），听不懂别人说话的含义。

3. **面瘫** 多为单侧，可表现为单侧鼻唇沟变浅，口角歪斜，鼓腮时漏气，闭口无力，可伴有流涎。

4. **吞咽障碍** 多在进食、进水时发生呛咳，一般情况下，饮水时引起的呛咳重于进食固体食物。如出现这种症状，应注意避免饮水时发生误吸，引起吸入性肺炎。

5. **伸舌偏斜** 脑卒中患者伸舌可发生偏向一侧的情况，常与其他症状同时出现。

6. **感觉异常** 可出现肢体感觉异常，一般表现为肢体对感觉刺激（如触摸、针刺等）的敏感度下降，感觉不清晰。一般双侧肢体不对称，可仅累及一侧肢体或以一侧肢体为主。

7. **眩晕** 表现为"天旋地转"感，可发生倾倒或感觉自身将要倾倒，可伴有明显的恶心，常同时伴有其他症状。

8. **视觉障碍** 在脑卒中患者中，视觉障碍与上述症状相比较少见，可表现为突发部分视野的缺损，如无法看见（看清）左侧或右侧（或更小范围）的事物，不能避开该方向的障碍物等。

除此之外，脑出血患者还常伴有剧烈头痛，如患者出现剧烈呕吐、瞳孔改变、意识障碍等，一般提示病情较重。

发生脑卒中后怎么办

如果突然出现上述症状，特别是高危人群突然出现上述症状，很有可能是发生了脑卒中，需要紧急处置，需注意以下几个方面。

1. **立即就医** 发生脑卒中后需立即就医，建议就近选择有脑卒中救治快速通道，并可进行溶栓、取栓等治疗的医院就诊。脑卒中发生后，部分脑细胞尚未死亡，如及时恢复血流供应仍有挽救的可能，因此说"时间就是脑组织"。溶栓、取栓等治疗都有严格的"时间窗"限制。因此，如怀疑自己或家人、朋友发生了脑卒中，切不可在家自行观察症状是否缓解，一定要及时前往医院就诊。

2. 减少搬动 脑卒中患者要减少搬动，出血性脑卒中由于颠簸、搬运可能造成脑出血加重，因此已入院就诊后，如无确实必要，应减少患者的频繁转院。

3. 及时开始康复治疗 脑卒中患者常遗留多种功能障碍，包括肢体运动障碍、姿势异常、言语障碍、吞咽障碍等。早期开始康复治疗，有助于促进各种功能的恢复，并可预防肩痛、姿势异常等并发症，改善预后。

小贴士

大枣粳米粥

配方：黄芪、生姜各 15g，桂枝、白芍各 10g，粳米 100g，大枣 4 枚。

制法：前四味药加水浓煎取汁，去渣。取粳米 100g，大枣 4 枚，加水煨粥。粥成后倒入药汁，调匀即可。每日 1 次。

功效：可益气通脉、温经和血，用治脑卒中后遗症。

（杨 青 吴 毅）

三、"滚蛋"吧，淋巴瘤

《滚蛋吧！肿瘤君》想必很多人都看过，影片描述的是女主角熊顿在生日宴会上欢腾后，突然晕倒在了自己的房间，接下来，从急诊室到血液科再到化疗的每一段旅程，伴随着不同的"旅伴"——熊顿爱情幻想的男主角梁医生、调皮可爱的小男孩"毛豆"以及虽然光头素颜但性感如旧的"女王"夏梦这样一群特殊的人，因为共同的原因相遇在医院这个特殊的地方，他们特殊的相遇给本来枯燥痛苦的医院生活带来了无数欢乐。他们每一个人都从熊顿这里获得了一种力量，即便身处人生最艰难的时刻，也一样可以对着命运微笑。同时，这些形形色色的人，也给熊顿有限的生命带来了无限的精彩……

影片的主人公熊顿是一个可爱的姑娘，一个可怜没人爱的姑娘，是一个可悲的姑娘。为什么这么说？因为她罹患了一种血液系统恶性肿瘤——淋巴瘤。现在，就让我们一起来认识一下这个疾病吧。

什么是淋巴瘤

淋巴瘤是原发于淋巴结或淋巴结外组织或器官的恶性肿瘤，大致分为霍奇金淋巴瘤和非霍奇金淋巴瘤两大类。近年来，该病正威胁着越来越多的人。统计证实，现在全球平均每 9 分钟就新发 1 例淋巴瘤病例。

早期症状很会 "伪装"

淋巴瘤的早期症状很会 "伪装"，与常见的感冒相似，患者多会出现发热、扁桃体肿大等 "感冒" 症状。此外，颈部、腋窝或腹股沟出现淋巴结无痛肿胀。因为症状不典型，很多人会忽视这类疾病。两类恶性淋巴瘤的早期症状不完全相同。

1. 霍奇金淋巴瘤　多见于青年，首发症状常是无痛性淋巴结肿大，颈部或锁骨上淋巴结肿大最常见，占 60% ~ 80%；其次为腋下淋巴结肿大、颈深部淋巴结肿大。肿大的淋巴结可压迫神经及邻近器官而引起相应症状。30% ~ 50% 的霍奇金淋巴瘤患者以原因不明、持续或周期性发热为主要起病症状，发热可伴有盗汗、疲乏及消瘦等全身症状。

2. 非霍奇金淋巴瘤　比较常见的一种类型。电影中主角罹患的就是这种类型的肿瘤，该类型淋巴瘤大多也以无痛性颈部和锁骨上淋巴结肿大为首发表现，但一般发展迅速，易发生远处扩散，以累及胃肠道、中枢神经系统为多，并出现相应器官受累表现。

这里一定要提一句，如果在 1 个月内出现淋巴结无痛性肿大、体温增高（尤其是夜间）、体重下降、皮肤发痒、扁桃体肿大、盗汗等症状时，需要特别警惕。尤其是中青年人，出现无痛性淋巴结肿大或不明原因发热时，应及时去医院检查。

确诊依靠病理检查

淋巴瘤的种类非常多，总共达到 70 多种，如此复杂的肿瘤，误诊率也比较高。目前，诊断淋巴瘤的金标准还是依靠病理检查。一旦发现异常肿大的淋巴结，应尽早进行病理检查。浅表淋巴结首选手术切除，细针穿刺的诊断价值相对低一些，更适合体内深部淋巴结和怀疑有病变的脏器，或者治疗后怀疑复发的肿大淋巴结。这些检查都比较安全，一般不会造成肿瘤扩散和转移。值得注意的是，淋巴瘤的病理诊断与乳腺癌、肺癌等恶性肿瘤的病理诊断不同。一般的恶性肿瘤，在取得相应组织以后，病理医生只需要在显微镜下一看就知道哪些细胞是"坏"的，哪些细胞是"好"的。而淋巴瘤却不一样，在显微镜下很难鉴别这些淋巴细胞是良性还是恶性，看起来都差不多，需要临床经验非常丰富的病理医生仔细判断。

同时，诊断淋巴瘤还需要做免疫组化、染色体、基因分析等一系列试验。其他的一些检查，如CT、B超等，对淋巴瘤也有一定的诊断价值，特别是PET-CT，对于淋巴瘤的分期及疗效评价有重要意义。电影里有个镜头是：主角做骨髓穿刺，一脸愁容，颇让人怜香惜玉。其实，骨髓穿刺是很多血液疾病的常规检查，安全、方便、痛苦不大，一般和骨髓活检一起进行。骨髓穿刺涂片用来了解淋巴瘤是否发生骨髓转移，判断淋巴瘤的分期和制定治疗方案；骨髓活检可以辅助提高骨髓穿刺涂片的检测准确率，明确淋巴瘤是否已经发生骨髓转移。

量身定制"个体化"用药

淋巴瘤早期的治疗以放疗为主或化、放疗综合治疗，中、晚期的治疗以化疗为主，以放疗为辅。恶性程度较高或者具有复发性、难治性的淋巴瘤可以采用造血干细胞移植治疗。在临床上，医生主要根据淋巴瘤的具体分型、分期，结合患者自身的不同情况，为患者制定出最合理有效的个体化治疗方案。当然，治疗效果也因人而异。

电影中主角的淋巴瘤类型为非霍奇金淋巴瘤中常见的一种——弥漫大B细胞淋巴瘤。治疗首选化疗方案是R-CHOP方案，其中R指利妥昔单抗注射液，其他四种常规化疗药物分别是环磷酰胺、阿霉素、长春新碱、泼尼松。利妥昔单抗注射液是一类靶向治疗药物，对于标记物CD20阳性的弥漫大B细胞淋巴瘤有良好的治疗作用，这类药物能像精确制导的导弹，直接作用于肿瘤目标。一般这个化疗方案只需要6~8个疗程。但不幸的是，主角治疗好转以后，淋巴瘤复发，只能用更强烈的化疗药物加上放疗。但多次化疗后，化疗副作用——肺炎出现。彼时主角的身体已十分虚弱，医院对于化疗引起的肺炎也没有办法。尽管医生尽了最大努力，还是没有留住其年仅30岁的年轻生命。

预防从"调理"开始

迄今为止，恶性淋巴瘤的确切病因尚不明了，没有一个绝对有效的预防方法。目前，临床上多根据有关恶性淋巴瘤的病因研究结果，对高危人群给予适当的预防，以延缓或阻断该病的发生。而对经治疗获得完全缓解的恶性淋巴瘤患者，若采取积极的防治措施，则有可能延长缓解期，甚至阻止复发。

抗癌食物，多吃真能预防肿瘤？

那么，可以采取哪些方式预防淋巴瘤？电影中的主角生前接受采访时曾经说过，自己病前的生活方式，恐怕很多人都正在经历，但极其不健康："病前的我一直是头彪悍的'女汉子'，仗着自己壮汉型的体格晨昏颠倒，三餐不定。冬天衣不过三件，夏天睡不盖毛毯。从来没有为健康操过心。所以唱歌必定'通宵'，聚餐必喝大酒，刨去加班的痛苦时光，生活的确五光十色。"

目前认为，淋巴瘤的预防调理应注意以下几方面。

1. 注意气候变化，预防和积极治疗病毒感染。

2. 密切注意浅表肿大淋巴结的变化，对于家族成员中有类似疾病的患者，更应高度警惕。

3. 饮食、作息要规律。

4. 加强身体锻炼，提高机体的免疫功能与抗病能力。

5. 积极治疗与本病发生可能相关的其他慢性疾病，如慢性淋巴结炎、自身免疫性疾病等。

6. 中医中药可以增强淋巴瘤患者机体的免疫功能，提高生存质量，延长生存期，与西药结合，对放、化疗有减少不良反应、增强疗效等作用。

总之，希望大家能珍惜自己的身体，早睡早起，好好吃饭，用微笑赶走这个世界的一切阴霾，最终，让"淋巴瘤"滚蛋吧！

小贴士

羊骨粥

原料：羊骨 1000g、粳米 100g、细盐少许、葱白 2 根、生姜 3 片。

制法：将鲜羊骨洗净敲碎，加水煎汤，取汤代水，同粳米煮粥，待粥将成时，加入细盐、生姜、葱白调料，稍煮二三沸即可。

适应证：恶性淋巴瘤放疗后有头晕目眩、容易疲劳、肢体麻木等表现，证属肝肾阴虚者。

（夏乐敏）

四、宫颈癌的"自白"

嗨，我的名字叫宫颈癌！我是一个"破坏大王"，如果你不重视我，我就会让你和生命"说拜拜"。

我有个战友叫HPV，没有她的帮助，我潜伏不到你的身边。谁是"HPV"呢？她就是令人闻风丧胆的"人乳头瘤病毒"。这可是一个大集团，成员有老大、老二、老三……，但是和我要好的其实并不多，只有几个，比如老十六，老十八，老五十二等。大家称呼这几个姐妹叫"高危型HPV"，只有在她们几个的帮助下，才能让我潜伏到你的体内，最后把你干掉。可以说，如果没有高危型HPV的帮助，一般而言，你是不会得宫颈癌的。

HPV其实是很常见的一种病毒，HPV感染其实也很常见，就像"上呼吸道感染"一样。不同的只是病毒种类和感染部位。大多数情况下，HPV和其他病毒一样，都会被人体内的清道夫——免疫细胞消灭掉。当然，疫苗对预防HPV感染有一定的帮助，只有在我的"战友"（高危型HPV）长期没有被消灭的情况下，她才有时间和机会让你的宫颈细胞发生病变，引起一种叫宫颈上皮内瘤变（CIN）的变化。

CIN是我的前世，它以前也被称作"癌前病变"，主要分为三级：Ⅰ级、Ⅱ级和Ⅲ级。一般来说，级别越高，CIN转变成宫颈癌的概率就越高。不过，说实话，也没那么可怕，即使是CIN Ⅲ级的癌变率也低于50%。

假如CIN Ⅲ级没有被发现，进一步发展，我就有可能来到你的身边。虽然我很小心，但是心细的受害者还是会发现一些我的行踪，比如白带中带血丝，反复同房后出血，分泌物有异常颜色和味道。

如果发现了这些情况，要赶快到医院去就诊。其实我也很脆弱，放疗、手术都能杀灭我，但是千万不要等到很晚才去治疗。等我发展强大了，那任何手段对我都没有法子了！

以上是"宫颈癌"这个坏蛋的自白书，我们就来总结一下对策吧！

1. 宫颈癌可预防 没有高危型HPV（16/18/52）感染就不会有宫颈癌，预防HPV感染就是预防宫颈癌。定期的TCT、HPV检测可以提高发现宫颈癌的机会。

2. 宫颈癌可治疗 尤其是早期宫颈癌的治愈概率很大。所以，要早发现、早诊断、早治疗。

小贴士

五花利湿茶

配方：金银花、菊花、葛花、鸡蛋花、槐米花、木棉花各 15g，
土茯苓、生薏苡仁各 30g，甘草 6g。

制法：将全部药材浸入 6 碗水中约 10 分钟，武火煮沸，文火煮
40 分钟左右，滤出药渣，加入适量冰糖即可，代茶饮。

功效：清热解毒，利湿抗癌。

（尤静洁　戴　云）

五、白血病——从《血疑》说起

《血疑》是日本东京广播公司于 1975 年播出的电视连续剧，由山口百惠、三浦友和等人主演。《血疑》主要讲述天真善良的大岛幸子，在父亲的研究室不幸受到辐射，患上白血病，需不断输血以挽救生命，可是，她的父母和她的血液都是不同血型，唯有她的男朋友相良光夫的血型与她相符，而幸子的特殊 AB 型 Rh 阴性血型又引出了她的身世之谜，并由此演绎出一幕幕感人肺腑的动人故事。这部经典影片可以说是一代人的回忆。

什么是白血病

白血病是一类造血干细胞恶性、克隆性疾病。克隆细胞因为增殖失控、分化障碍、凋亡受阻等机制在骨髓和其他造血组织中大量增殖，并浸润其他组织和器官，同时正常造血组织受到抑制。临床可见不同程度的贫血、出血、感染所致发热，肝、脾、淋巴结肿大和骨骼疼痛。据报道，我国各地区白血病的发病率在肿瘤中排第六位。现在，白血病患者的年龄渐趋幼龄化。这不仅严重地伤害了那些年轻的生命，而且给患者的亲人们也带来了巨大的痛苦。

白血病按起病缓急可分为急性白血病和慢性白血病两类。急性白血病的细胞分化停滞在早期，以原始及早幼细胞为主，疾病发展迅速，病程一般仅数月。慢性白血病的细胞分化较成熟，以幼稚或成熟细胞为主，疾病发展缓慢，病程一般可达数年。

诱发白血病的原因有哪些

白血病的发生，可能是接触了苯类致癌化学物质，比如说，有机溶剂、装潢材料、化工产品之类；再比如说某些药物，比较肯定的如氯霉素和乙酸吗啉；物理因素如放射线也可能与白血病发病有关，如长期接触普通射线，尤其是高能射线，与白血病的发病关系密切。另外，白血病的发病和遗传也有些关联。

所以，别觉得白血病离我们还很远，其实它总是鬼鬼祟祟地躲在一旁窥探着我们！

一旦确诊为白血病，应如何治疗

白血病一旦确诊，患者就要接受正规的治疗。白血病的治疗方法很多，最常用的治疗方法是采用化疗方案，也就是说，应用化学药物消灭体内的白血病细胞，减轻白血病细胞对人体各个组织的破坏，使患者恢复正常的造血功能。部分患者经过一定时期的化疗，病情逐渐好转甚至达到长期无病生存。在急性白血病中有一种类型叫作急性早幼粒细胞性白血病（AML-M3），可以通过口服全反式维 A 酸（维生素 A 的一个亚型）、三氧化二砷序贯治疗，患者的 5 年生存率可达 90% 以上，甚至治愈。此外，白血病通过造血干细胞移植存在根治的可能。

白血病如何预防

平时我们要注意以下几点，特别是婴、幼儿对白血病的预防尤为重要。

1. 装修房屋要选用绿色环保材料，房屋装修完不要着急搬入，应通风 6 个月以上，搬家前尽量请环保部门检测相关指标，符合标准后再入住，入住后居室应勤通风。

2. 日常生活中，儿童、孕妇应避免近距离长时间接受电磁炉、微波炉等产生的强磁场，手机也要尽量少用。

3. 多注意日常保健，多到空气清新的公园、绿地做户外运动，增强自身体质，提高免疫功能，减少患各种感染性疾病的概率。

4. 合理用药，即使是小病，也应在医生指导下，科学规范用药，不能随便自行服药。

5. 不要饮用被污染的水，如怀疑饮用水的水源被污染，可选用纯净水、矿泉水饮用。

6. 要保持良好的生活习惯，注意不要让儿童、孕妇被动吸烟。

7. 要选用信誉和质量好的食品，避免假冒伪劣食品，尽量不食用熏炸类食物。

8. 尽量食用无公害的瓜果蔬菜，食用前在水中多浸泡一会儿。

值得警惕的"身体异常信号"

白血病及其他血液疾病多是隐匿性疾病，患者常不能自己察知，多因其他疾病就医或健康体检时发现。对白血病早期发现、早期治疗尤为重要。

对以下十种身体异常信号，要高度警惕。

1. 身体日渐虚弱，长叹"今不如昔"，精神倦怠，肢体酸沉，少气无力，嗜卧懒动。

2. 弱不禁风，经常感冒，或感冒经久不愈，常有低热，甚或高热的症状。

3. 头晕、头痛、眼花、耳鸣、心悸、气短，有时晕厥。

4. 面色苍白，萎黄，虚浮，唇舌淡无血色，结膜色淡，或见眼窝黯黑（俗称黑眼圈），或面色赤红、紫黯无光泽。

5. 毛发枯槁不泽，脱发，指甲平塌凹陷，易折易裂，皮肤干燥皱缩，弹性较差，口腔糜烂，牙龈肿胀，舌面光剥无苔。

6. 肌肤常见出血斑点或青紫斑块，轻微刺伤、划伤即出血不止，碰撞挤压，皮下即见大片青紫瘀斑。

7. 鼻黏膜及牙龈经常出血，口腔及舌面出现暗紫色血疱，女子月经过多，如崩如注，或不分周期，淋漓不断。

8. 胸骨、胫骨压痛，四肢关节疼痛、骨痛。

9. 腹胀，肝、脾、淋巴结肿大。

10. 血液及骨髓检查结果异常。

小贴士

蒜苗炒河蚌肉

配方：蒜苗、河蚌肉各 250g，蒜 2 瓣，姜及调料适量。

制法：蒜苗洗净，切成 2～3cm 长的段，河蚌肉用刀背拍松，沸水中略烫后切成片，加黄酒，盐拌匀待用，菜油烧熟，降温片刻后爆香蒜茸、姜末，下蒜苗煸炒至半熟，入蚌肉，调入精盐、白糖，沸煮约 4 分钟，加味精即成。

功效：清热解毒，抗癌利尿。作为白血病的辅助治疗。

（夏乐敏）

虽为女性易患的病症，
但男女都要懂

一、关于贫血不得不说的事

2016 年《全球营养报告》指出，88% 国家正面临多重营养不良的负担。我国 15～49 岁女性贫血人数仅次于印度。分析表明，营养不良负担集中表现为儿童发育迟缓、育龄女性贫血及成年女性肥胖。尽管几十年来全球为改善营养和相关健康负担采取了重大措施，但 2017 年的《全球营养报告》仍然显示，营养问题是一个广泛和普遍的问题。

何 谓 贫 血

贫血指的是单位容积血液中红细胞计数或血红蛋白浓度低于正常值的现象。"贫血"一词并非一个具体的疾病名称，因为贫血可以由多种不同的病因引起。换句话说，贫血只不过是多种不同疾病都可能发生的一个常见症状。如果说某人患"贫血"，其实并没有说清楚患的究竟是什么病，只是抓住了一个症状。中国患贫血的人口比例高于西方发达国家，患贫血的人群中，女性明显高于男性。

通常，临床上用血红蛋白浓度作为筛查贫血的实验室指标。我国成年男性血红蛋白浓度低于 120g/L，成年女性低于 110g/L，妊娠期女性低于 100g/L 时，均可以诊断为贫血。血红蛋白浓度越低，贫血也越严重，一般把血红蛋白浓度在 90g/L 以上的贫血称为轻度贫血，60 ~ 90g/L 的贫血称为中度贫血，60g/L 以下称为重度贫血，不足 30g/L 的为极重度贫血。

根据患者血常规中的红细胞平均体积（MCV）及平均红细胞血红蛋白浓度（MCHC），贫血可分为三类。

1. 大细胞性贫血　红细胞 MCV > 100fl。此类贫血大多为正常色素型，如叶酸或维生素 B_{12} 缺乏引起的巨幼细胞性贫血和贫血伴网织红细胞大量增多。

2. 正细胞正色素性贫血　红细胞 MCV = 80 ~ 100fl，MCHC = 0.32 ~ 0.36g/ml（32 ~ 36%）。属于此类贫血者有再生障碍性贫血，多数溶血性贫血、急性失血后贫血及慢性系统性疾病（慢性炎症、感染、尿毒症、肝病、结缔组织病、恶性肿瘤、内分泌病等）伴发的贫血等。

3. 小细胞低色素性贫血　红细胞 MCV < 80fl，MCHC < 0.32g/ml（< 32%）。属于此类贫血者有缺铁性贫血、地中海贫血、铁粒幼细胞性贫血等。

贫血的常见原因有哪些

引起贫血的常见原因为红细胞生成不足、红细胞破坏过多及失血。

1. 红细胞生成不足　骨髓制造红细胞所需的原料缺乏或造血功能障碍都可引起红细胞生成不足。

制造红细胞所需的主要原料有蛋白质、铁、维生素 B_{12} 和叶酸等，这些原料的缺乏会使红细胞生成不足而发生贫血，临床上较为常见的是缺铁性贫血和由于叶酸、维生素 B_{12} 缺乏引起的营养性巨幼细胞贫血。

骨髓造血干细胞受损导致造血组织分化不足、造血能力低下，使红细胞生成不足而引起的贫血称再生障碍性贫血。白血病、淋巴瘤、多发性骨髓瘤或骨髓转移癌的患者，都会因正常造血组织受到破坏而发生贫血。

2. 红细胞破坏过多　当红细胞膜、红细胞内酶有内在缺陷，或者红细胞所处的内环境有理化或生物的破坏因素存在，使红细胞破坏过多时，也会发生贫血。这类由红细胞破坏过多引起的贫血，统称为"溶血性贫血"。

3. 失血　就是由急性或长期慢性失血引起的贫血，统称为"失血性贫血"。

贫血有哪些症状

由于贫血时血红蛋白减少，血液运输氧的能力降低，使全身组织和器官都有不同程度的缺氧，于是，会引起全身各式各样的症状。最常见的症状是

"皮肤苍白"，贫血患者往往会被家人发现脸色不好，皮肤苍白。最容易发现苍白的部位是口唇和眼结膜。早期的自觉症状还有疲乏、无力、头晕、耳鸣、记忆力减退、注意力不集中等。贫血时由于机体各组织的氧气需要，为了设法弥补因贫血引起的缺氧问题，机体会代偿性地加快呼吸和心跳速率，进而出现气短和心悸的症状，特别是在活动时，氧消耗增多，上述症状也会加重。如果贫血很严重，即使在休息时，患者也会感到气短、心悸。慢性严重贫血甚至会引起心脏扩大和心力衰竭。此外，还可引起食欲缺乏、恶心、腹胀、月经失调、闭经和性欲减退等症状。需要注意的是，这些症状涉及的组织器官很多，但没有一个症状是"贫血"所独有的，其他疾病也可能出现这些症状。

另外，贫血症状的轻重和贫血发生的速度联系密切。逐渐发生的贫血，进程缓慢，症状轻微，甚至不出现症状，所以，不能单凭有无症状来判断有无贫血发生，还需要通过测定血红蛋白浓度来确定。

一般地说，贫血发生急骤，机体来不及代偿，贫血症状较严重，老年或患心脏功能不全的患者也有相似的表现。

除上述常见的贫血症状外，由于贫血大多继发于其他疾病，所以患者还会表现出原发疾病的症状。比如消化道出血引起的贫血，患者会出现便血；肾脏病引起的贫血，患者可能有浮肿、血尿和高血压等症状。

贫血需要做哪些检查

对于任何疑似贫血的患者，医生除了要详细询问病史和全面进行体格检查外，还必须做一些必要的实验室检查。一方面是为了贫血的诊断和分类，另一方面是为了寻找贫血的原因。

必要的常规检查项目是血液学检查，包括三种：血常规、网织红细胞计数和血涂片的检查。方法简便，但能提供重要的诊断依据。

骨髓象检查也应列为常规检查项目，除有其他的实验室依据有把握说明暂不需要进行骨髓象检查外，患者都应及时接受检查，以免延误诊断。

贫血的特殊实验室检查，对某几种类型贫血的检测是具有特异性的，由医生针对性选用，不必人人都做。

除上述有关贫血的实验室检查外，还需要针对可疑病因进行一些辅助性检查，如怀疑消化道疾病引起贫血的患者要进行粪便隐血试验，必要时要行消化道造影、胃镜、肠镜等检查；怀疑肾脏病引起贫血的患者，需要化验尿液及检查肾功能；肿瘤引起贫血的患者，可能需要手术取肿瘤组织或淋巴结，进行病理检查。

贫血如何治疗

贫血的治疗首先应除去病因，同时采用直接纠正贫血或暂时减轻贫血的措施。对于因不同原因出血引起的贫血，应采取相应的治疗措施，例如对于月经过多或子宫出血的患者，采用激素或外

孕期贫血怎么吃？

科手术治疗的方法；对于痔疮出血、胃或结肠癌引起的出血，可采用外科手术治疗的方法；对于胃或十二指肠溃疡引起的出血，可采用内科或外科手术治疗，使出血点凝血而使贫血好转；对于因营养缺乏引起的贫血，可补充铁剂、维生素 B_{12} 或叶酸；有寄生虫者可给予驱虫治疗，有细菌感染者需合理应用抗生素。贫血严重者可通过输血以迅速减轻或消除症状。对于某些贫血，如遗传性球形细胞增多症，可行脾切除，因脾是破坏血细胞的主要器官，与抗体的产生也有关，脾切除后多可获得良好的治疗效果。骨髓移植可用于急性再生障碍性贫血的治疗，有机会使这种严重贫血治愈。

小

贴

士

韭菜炒猪肝

配方：猪肝 100g，韭菜 50g，洋葱 80g，色拉油 1 大匙。

制法：洗净猪肝，切成 5mm 薄片，先下锅煮至七成熟，然后与新鲜韭菜、洋葱同炒，并调好味。

功效：养血补肝、明目，适用于防治贫血。

（夏乐敏）

二、阴道保卫战

曾经有个关于女性的广告让人印象深刻，"难言之隐，一洗了之"，然

而，真的能够一洗了之那么简单吗？当然不能。妇科门诊最常见的疾病就是阴道炎，对于医生来说，治疗反复发作的阴道炎其实并不容易，没想到吧！

阴道炎，几乎每个女性生命中都会邂逅的一种病，有的偶尔一次，无妨，有的三天两头造访，让女性朋友们或痛痒难忍，或白带淋漓，不胜其烦。那么，怎样做才能让这讨厌的毛病别再纠缠我们呢？

穿衣习惯与阴道炎

喜欢长时间穿紧身裤、连裤袜的女性朋友们要注意了，女性的外阴由于有分泌物的滋润，是比较潮湿的，各种紧身裤、连裤袜会造成透气不良，容易"捂"出阴道炎。怎么解决？换条宽松的裤子即可，既可经常变换着装风格，又可让阴部适当透透气。还要悄悄地告诉你，有一款连裤袜，裆部是空的，妇科医生表示很不错，有良好的透气性，给喜欢常年穿裙子的女性多了一个选择。

枕边人和阴道炎

反复发作的相同类型的阴道感染有时会和枕边人相关，据调查中国男性包皮过长的不在少数，折叠的包皮是细菌、真菌等微生物很好的寄生地。由于男女生理构造的不同，"养"着这些"坏蛋"的男性一般不会有什么不舒服的症状，而一旦通过性生活传播给女性时，他们就不一定那么幸运了，潮湿温暖的阴道，加上不同生理期的阴道 pH 值会有所变化，细菌或真菌就很容易滋生"惹事"。所以，经常受到阴道炎困扰的女性应该让枕边人也去做一些相关的检查和治疗，同时也呼吁男性朋友们能养成翻开包皮清洗的好习惯。

慢性疾病与药物和阴道炎

糖尿病患者容易反复发生真菌性阴道炎的情况，很多人可能都已经知道了，糖尿病患者血糖控制不佳会导致阴道酸碱度失衡，真菌极易滋生。其他疾病的治疗也会诱发阴道炎，比如未合理使用抗生素治疗时，由于抗生素会破坏阴道内原来和谐共生、互相制约的正常菌群，可导致致病菌迅速繁殖占据生长优势，同样会引起阴道炎。所以，对女性朋友来说，不能随意滥用抗生素，而患有糖尿病的女性一定要严格遵医嘱，控制好血糖。

洗液产品和阴道炎

很多患了阴道炎的女性会抱怨：我平时很注意卫生，每天都用洗液洗，怎么还会患这个病呢？其实，也许就是天天用洗液惹的祸！很多妇科洗液是有一定杀菌作用的，有的还会配上阴道冲洗的用具，但是在没有疾病时，经常使用这类洗液清洗外阴乃至冲洗阴道是有害无益的，会破坏阴道内的正常菌群平衡，反而容易导致阴道炎的发生。

小
贴
士

山药扁豆粥

配方：鲜山药片100g，白扁豆、莲子肉各30g，大米100g，白糖适量。

制法：白扁豆、莲子肉、大米加水煮粥，将成时，加入山药片、白糖煮至粥成即可。每日1剂，分2次服用，可常用。

功效：具有健脾补肾、祛湿化浊等功效，适用于脾虚型阴道炎的更年期女性。

（戴　云）

三、当二胎遇上瘢痕子宫

二孩政策实施后，许多妈妈跃跃欲试。但是，由于各种因素很多人是瘢痕子宫，那么，瘢痕子宫再怀孕，是否安全？

瘢痕子宫的来源与分型有哪些

1. **手术**　剖宫产是最常见的原因，目前流行的子宫下段剖宫产的瘢痕位于子宫峡部。值得注意的是，采用纵切口的剖宫产，包括古典式剖宫产、难产子宫倒T形切口，瘢痕均位于子宫前壁肌层。

子宫肌瘤剔除术（肌瘤类型、数目、术后避孕时间均会影响再次妊娠时子宫破裂的发生情况）、子宫肌瘤的射频消融术、子宫畸形矫正术（双角子宫、纵隔子宫等）、反复的人工流产及宫腔操作，均可导致子宫肌层的损伤。这些手术引起的子宫瘢痕位置不定。临床上若子宫已剔除 20 个肌瘤的患者还想怀孕生育的话，则发生意外的风险较大。

2. 损伤　人流或清宫术可导致子宫穿孔，此类子宫损伤的大多数瘢痕位于子宫底部，瘢痕虽小，却也有孕期子宫破裂的病例报道。宫角妊娠破裂修补术后亦可形成子宫瘢痕。

瘢痕子宫多久后可以怀孕

对于剖宫产，虽然新的理论认为子宫下段剖宫产术后 1 年左右即可二次妊娠，但一般还是建议术后 2 ~ 3 年怀孕会更安全，这个时期的子宫瘢痕肌肉化程度最佳，但超过 3 年的瘢痕会老化，弹性变差，所以说，也不是术后越久越好。

子宫肌瘤剔除术的子宫由于为非孕期静止状态，术后感染概率小，恢复快，所以，如果是浆膜下子宫肌瘤剔除后，避孕半年后即可妊娠；如果是肌壁间肌瘤，甚至穿透宫腔的子宫肌瘤剔除后，还是避孕 1 年以上后再妊娠比较好。

瘢痕子宫再次怀孕后有哪些风险

1. 瘢痕妊娠　孕早期最大的风险是瘢痕处妊娠，孕中期可发展为前置胎盘，出现产前出血、感染及早产的风险明显增加，孕晚期则可能发展为凶险性前置胎盘，即胎盘前置并植入瘢痕处。凶险性前置胎盘的剖宫产为产科最凶险的手术，出血量多。最近的研究提示，在充分准备下，凶险性前置胎盘的剖宫产出血至少 1500ml，子宫切除率 20% ~ 50%，若是准备不足进行剖宫产，则有可能危及生命。

2. 子宫破裂　子宫上的瘢痕与正常子宫肌纤维不同，它是瘢痕纤维组织，弹性较正常子宫肌纤维差很多。随着孕期子宫增大，由于宫腔内压力及牵拉的影响，确实有子宫破裂的可能。研究表明，既往有剖宫产史的孕妇再次妊娠发生子宫破裂的风险是既往阴道分娩孕妇的几十倍，1 次、2 次剖宫产后再次妊娠时，子宫破裂的发生率分别为 0.5%、2%；子宫切口选择不同，再次妊娠子宫破裂的发生率也有差异，子宫体部纵切口、子宫下段纵切口、子宫下段横切口再次妊娠时子宫破裂的发生率分别为 1.2%、1.1%、0.68%。

瘢痕的厚度与子宫破裂有直接关系吗

具有瘢痕子宫的孕妈在孕期常做的一件事就是监测子宫下段瘢痕的厚度，既往理论认为瘢痕厚度 2.5mm 以上会比较安全。近年研究认为，瘢痕厚度与子宫破裂并不直接相关，瘢痕的韧度才是直接相关的因素，所以，孕妈在孕期若 B 超提示瘢痕厚度小于 2.5mm，也不用太紧张。

瘢痕子宫的孕期监测要注意什么

作为孕妈本人，要了解自己的子宫手术史，最好能跟医生说明自己手术的术式、部位等，孕前可以行 B 超检查以了解子宫瘢痕的恢复情况，比如是否有子宫憩室、憩室大小及残余子宫肌层的厚度等，以指导妊娠。

一旦怀孕，5 周左右即可经阴道及腹部行 B 超检查定位孕囊，确定孕囊与子宫下段肌层的位置关系，若确定为瘢痕部位妊娠，需转诊到三级医疗机构进一步治疗。早诊断、早处理，对孕妇的伤害就越小。即使在孕早期排除了瘢痕部位妊娠，孕期仍需定期行 B 超检查，因瘢痕子宫发生胎盘前置、产前出血的概率也会大大增加。研究发现，瘢痕子宫妊娠可使前置胎盘发生率较正常妊娠增加 5 倍，其中 38.2% 会并发胎盘植入，2 次或 2 次以上剖宫产后发生胎盘植入的比例更高达 59.2%，产后出血率达 90%，子宫切除率高达 66%。故有瘢痕子宫的孕妇，孕期若出现腹痛、阴道流血等不适，需及时就诊。

瘢痕子宫就一定不能顺产吗

既往认为，一次剖宫产，终身剖宫产。随着医疗技术的发展，瘢痕子宫再次妊娠的分娩方式已经可以选择阴道分娩。但是目前的瘢痕子宫阴道试产多数仅限于只有一次子宫下段剖宫产史的孕妈，孕妈年龄小于 35 岁，宝宝体重小于 3.5kg，且没有阴道试产禁忌证的情况，还需在有能力完成快速紧急剖宫产的医院，在密切监测下进行。故已有过一次剖宫产经历的孕妈若想第二胎经阴道分娩，必须跟医生充分沟通，在医生评估后再谨慎决定，切不可盲目跟风，毕竟一切都要以母子平安为前提。

瘢痕子宫术后注意事项：分娩结束后，产妇要注意休息，做好饮食和个人卫生保健，避免感染。同时不要做幅度过大的动作，以免伤口撕裂，再次形成子宫瘢痕。

（贺繁荣）

四、"见红"就要立刻去医院吗

事　件

一家四口满脸紧张、焦急地来到诊室，孕妇红着双眼哭着说："医生，我流产了。""末次月经什么时候？有东西掉出来吗？"我赶紧问。"现在停经 45 天，今天白天刚来做的 B 超，都看到胎心了。可是，刚刚我上厕所的时候，手纸上看到了血丝！我就赶紧赶过来了！"孕妇的声音都颤抖了。"嗯，好的，躺在床上我做个妇科检查。"我大概心里有数了。妇科检查结果：阴道未见明显血迹，宫颈光滑，宫口闭合。我坐下来，耐心地安慰孕妇："目前看阴道没有明显出血，不考虑流产。你也没有肚子痛，可以继续观察，回家好好休息吧！如果阴道出血量多、有明显肚子痛或者阴道有落出物时，再及时过来就诊。"看着离去的一家，我觉得非常有必要科普一下早孕"见红"的相关问题。

早孕"见红"有哪些原因

1. **着床期出血**　受精卵着床时母体蜕膜血管破裂，会出现少量阴道出血，通常不会超过 2～3 天，颜色可能是红色或者褐色的。这个时候不要过度紧张。

2. **先兆流产**　20%～40% 的人群在孕早期都会出现阴道出血，或者伴有小腹隐痛、坠胀、腰酸等症状，无妊娠物排出。如果超声可以看到胚芽和胎心，那其中 90%～96% 的产妇可以继续妊娠，生下健康的宝宝。处理：

遵医嘱口服孕激素黄体酮或者中药保胎治疗。

3. **异位妊娠** 即常说的"宫外孕"，就是指受精卵没有着床在子宫内膜，95% 的宫外孕发生于输卵管。这也是怀孕早期需要尽早排除的疾病，通常建议在孕 6 周左右完成超声检查。如果月经周期正常，孕 6 周及以上，宫内仍然没有看到孕囊或者宫外看到混合性包块，那么就要高度怀疑是异位妊娠了。异位妊娠早期没有任何特殊症状，也会出现恶心呕吐、乳房胀痛等早孕期反应。随诊孕期增加，可能会有少量出血或者轻微腹痛的表现，一旦发生破裂，就会出现剧烈的腹痛，伴随呕吐或者想大便的感觉；如果出血量大，就会出现休克，甚至危及生命，此时要立刻到医院就诊！

4. **难免流产 / 不全流产 / 完全流产 / 稽留流产** 如果阴道出血量多，与既往月经量相当，甚至有肉样组织物掉出来，那么可能是难免流产了。如果出血量仍多，腹痛不缓解，超声提示，宫腔内还有残留，这叫不全流产，这种情况下一般需要紧急清宫。如果妊娠物完全排出，出血量减少，腹痛减轻，考虑完全流产，一般不需要特殊处理。如果之前有胎心，再次超声提示却未见明显胎心，考虑稽留流产可能，这种情况下阴道出血可能发生在胚胎停止发育后的较长时间内，建议尽早清宫，否则可能引起感染，出现凝血功能异常、宫腔粘连机化等并发症，对下次妊娠产生不利的影响。

5. **宫颈息肉** 怀孕以后，宫颈部位的血供增加，小血管的数量也会增加，快速升高的雌激素会引起宫颈息肉的充血，容易发生宫颈息肉的接触性出血。妇科检查可以看到明显的宫颈息肉，这时单纯使用保胎药物对出血是无效的。如果息肉较大，持续出血，可以在孕中期做个小手术，把宫颈息肉摘除。所以说，妇科检查对于早孕也是非常重要的！

6. **葡萄胎** 是不正常的妊娠，超声提示无明显孕囊，宫腔内充满"蜂窝状""落雪状"回声，因外形似葡萄而得名。葡萄胎所致的阴道出血通常发生在停经后 8 ~ 12 周，有时在血中还会发现水泡状物。血 HCG（人绒毛膜促性腺激素）较正常妊娠升高明显，此外，孕妇还会出现严重的恶心呕吐。处理：尽快清宫，必要时可能还需要化疗。

7. **药物影响** 对于有习惯性流产史的孕妇，有些人可能会服用阿司匹林或者肝素，用药期间也会出现阴道少量出血，血呈褐色或鲜红色，这个时候需要及时找医生复诊，调整用药剂量。

小结：怀孕了，如果阴道出血量多（跟既往月经量比较）或者腹痛明显及阴道落出肉样组织物，请及时就诊！

早孕可以做阴道 B 超吗

看门诊时经常有孕妇对做阴道 B 超（阴超）有顾虑，那么到底早孕是否可以做阴超？首先，B 超是一种通过声波传导的检测方式，不存在电离和电磁辐射，对人体组织没有什么伤害。其次，经阴道超声是将超声探头套上薄膜，将探头伸入阴道进行检查的一种方式。由于探头位置接近子宫和卵巢，图像清晰、分辨率高，检查结果较准确。除此之外，它还有一个优点是不需要憋尿，患者易接受。而且，至今尚无 B 超检查引起胎儿畸形或流产的病例报告。

最后再次重申，对于早孕"见红"，不要过分紧张，也不要掉以轻心，积极配合医生诊断治疗。

小
贴
士

安胎鲤鱼粥

配方：活鲤鱼 1 条（约 500g），苎麻根 20～30g，糯米 50g。

制法：鲤鱼去鳞及肠杂，洗净切片煎汤。再取苎麻根加水 200g，煎至 100g，去渣留汁，入鲤鱼汤中，并加糯米和葱、姜、油、盐各适量，煮成稀粥。每日早、晚趁热食，3～5 天为 1 个疗程。

功效：安胎，止血，消肿。适用于胎动不安、胎漏下血、妊娠浮肿。

（吴胜男）

第 **6** 讲

关爱儿童，
从关注健康开始

一、早产儿易腹泻，要这样照顾

冬春交替之际是感染的高发季节，早产宝贝的胃肠道发育不成熟，消化酶活性低，但营养需要量大，奶量的需求相对又比较多，这样胃肠道的负担就更重，更容易引起腹泻，因此，需要妈妈更加细心的照顾。

面对早产宝宝腹泻，首先要尽量查清楚病因，在宝宝腹泻好转的时候要给予早产宝宝全面的营养，让宝宝健康成长，同时做好臀部护理也非常关键，避免不必要的麻烦。宝宝腹泻了，最令父母纠结的就是吃还是不吃？如果要吃，那又该吃什么呢？要说清楚上面的两个问题，我们得从宝宝腹泻的分类说起，婴儿腹泻按疾病的轻重分为两种，轻型仅为大便次数和性状的变化，重型的则有不同程度的脱水，或者合并电解质的紊乱。腹泻时，大量的稀便使人体的水分和电解质哗啦啦地流失，若再不及时给宝宝补充能量和水分的话，很容易造成早产宝宝从轻型腹泻发展为重型腹泻。所以，腹泻时要继续进食，可不能不吃，但并不是强迫进食。

腹泻会造成肠道屏障的破坏，使消化吸收能力下降，同时伴双糖酶的活性下降，造成双糖吸收减少。所以在急性腹泻期，宝宝的饮食应该以清淡不增加胃肠道负担为主要目的。那么，早产宝宝腹泻时该如何选择奶类呢？

1. 如果是非感染性因素，比如说添加辅食不当，食物质和量的变化过快或者过早喂食淀粉和脂肪类食物所引起的腹泻，这时可以小心改善辅食的质、量和喂食速度，这种腹泻奶的种类可暂不更改。

2. 如果是过敏性腹泻，比如早产宝宝对牛奶蛋白过敏，就可以选用氨基酸或深度水解奶来进行喂养，针对这部分腹泻的宝宝可选用一段时间的特殊配方奶，不同特殊配方奶的组成并不同，需要小心尝试并加以鉴别。

3. 如果是原发性或继发性乳糖酶缺乏或者活性降低引起的腹泻，则可以选用免乳糖奶粉。宝宝在腹泻时可停用原配方奶粉，直接换此配方，待腹泻改善后，若想换回原婴儿配方奶粉，可以用渐进的方式添加奶粉进行转奶。一般，急性腹泻时可服用两周腹泻配方奶，观察症状改善情况。不过要提醒各位妈妈，开封的腹泻奶可不能久藏，3个月后应丢弃。

4. 如果宝宝急性腹泻前是母乳喂养的，那么可以继续母乳喂养，因为母乳中不仅含有大量的水分，其中的免疫类营养物质对腹泻的恢复也大有好处。

早产儿免疫功能低下，皮肤娇嫩，因此早产儿腹泻时的臀部护理尤其重要。早产宝宝的皮肤非常幼嫩，臀部护理不当容易产生尿布疹，给宝宝擦屁股要轻柔，不可太用力。男宝宝和女宝宝各有自己的身体特点，因此在清洗的时候也要注意采用不同的手法。

男宝宝清洗法

1. 男宝宝常常在解开尿布的时候就撒尿，刚解开尿布时，尿布可停留在阴茎上几秒钟；用纸巾擦去粪便，扔在尿布上，然后在他屁股上面翻折，用温水或者洁肤露沾湿棉花来擦洗，开始时，可先擦肚子部位，逐渐向下。

2. 用干净棉花彻底清洁大腿根部及阴茎部的皮肤皱褶，由里向外顺着擦拭，当清洁睾丸下面时可以用手指轻轻将睾丸往上托起，用干净棉花清洁睾丸各处，包括阴茎下面，因为那里是最容易有尿渍或者大便残留的地方。如果必要的话，可以用手指轻轻拿着他的阴茎进行清洁，但小心不要拉扯阴茎皮肤，以免引起宝宝不适。

3. 举起早产宝宝的双腿，清洁肛周及臀部，清洁宝宝的大腿根部。如果宝宝有红屁股，可以让他光着屁股踢一会儿脚。睾丸附近及臀部上的大部分面积可以擦护臀膏，在给宝宝换上尿布的时候，要注意把阴茎往下放，防止宝宝尿湿尿布的围腰。

女宝宝清洗法

1. 用纸巾擦去粪便，然后用温水或洁肤露浸湿棉花，擦洗她的小肚子以及各处；用一块干净棉花擦洗她大腿根部，包括其所有皮肤皱褶里面，由上向下、由内向外擦。

2. 举起她的双腿，清洁外阴，注意要由前往后才行，防止肛门内的细菌进入阴道，不要清洁阴道里面。用干净的棉花清洁她的肛门，然后是屁股及大腿。

3. 最后用纸巾擦干她的尿布区，可以让她光着屁股玩一会儿，让臀部暴露在空气中，然后抹上护臀膏。

孩子出生后，夫妻之间如何增加互动、增进感情？

早产儿腹泻时饮食的选择及臀部护理的重点，您掌握了吗？

小贴士

早产儿护理注意要点：

1. 保暖　早产儿由于体温调节困难，因此护理中对温度、湿度的要求就显得很重要。

2. 喂养　由于早产儿生长发育较快，正确的喂养比足月儿更重要。

3. 防止感染　早产儿室应该有空气调节设备，保持恒温、恒湿和空气新鲜。

（陈　菲）

二、营养性缺铁性贫血诊疗的家长里短

营养性缺铁性贫血是由于体内铁缺乏导致血红蛋白合成减少的一种贫血，临床上以小细胞低色素性贫血、血清铁蛋白减少和铁剂治疗有效为特点，是小儿最常见的一种贫血，以6个月到2岁婴幼儿的发病率最高，严重危害小儿健康，是我国重点防治的小儿常见病之一。

儿科临床纪实

8个月的王宝宝，简单的贫血却历尽辛苦。被一家人抱着来到繁忙的儿科门诊，终于完成了相关检查，到了医生决策诊疗计划的时候。

儿科医生："8个月的宝宝血常规检查显示血红蛋白为90g／L，可以诊断为轻中度贫血，临床表现、体格检查和外周血象都支持营养性缺铁性贫血的诊断。先给孩子口服铁剂和维生素C，1周后再复查血常规，如果有效就可确诊为缺铁性贫血，继续服药一段时间就能治愈。若没效，建议再做进一步检查。这是处方，按时服药，1周后复诊。"

王妈妈接过处方，说："好。回去按时给孩子服药，1周后再来复诊。"1周后，王宝宝如约来复诊，化验血常规却没有好转，这让儿科医生有点忧虑了。

儿科医生："孩子怎么没好转呢？是有其他非营养性因素引起的贫血吗？您给孩子按时吃药了吗？看孩子的情况不太像有其他问题呀，但若果真按时服药没好转还是要考虑其他问题。让孩子住院做骨穿进一步查查病因吧。"

王妈妈："说实话，你开的药没吃，服用了一位好朋友给介绍的一种补血保健品。朋友和我说'孩子看着好好的，吃啥药呀？医生给孩子开的一盒硫酸亚铁片、一瓶维生素C片，总共20来块钱够吃1个月了，这么低劣的药你也敢给孩子吃呀？'我怕您开的这么便宜的药伤害孩子，就花了200多元钱买了朋友卖的保健品。保健品不是保健和补充营养的吗？怎么7天花了200多元钱也没效呢？"

儿科医生："其实，营养性缺铁性贫血是这个年龄孩子的常见问题，特别是母乳喂养又没有注意补铁的，治疗很简单，本来就是不需要花很多钱的。现在，您是否愿意服用药准字的补铁制剂1周后再复查呢？还是愿意住院或者到其他医院再给孩子进一步检查一下再决定呢？唉，很多简单问题被复杂化了。"

王妈妈："我们到儿童专科医院挂儿童血液科专家号看看再说吧，吃药毕竟是大事。"

儿科医生："理解，祝一切顺利啊。"

王妈妈（15天后又来复诊了，开心地说）："15天前在网上排了3天队才挂到这位德高望重的专家的号，果然很好，看看你开的化验单及药物，说先这样服药 7 天，复查血常规后再做进一步诊疗计划。300 元钱的专家号也算是值得的，人家专家没再让采血化验，也没有再开药。这不，我们今天就是来复查血项的。"

儿科医生："是的，是很好的专家，再加上您也聪明，把孩子之前的化验单和药都带上了，给医生也提供了很好的诊疗依据。化验单开好了，带孩子化验后再来吧。"

王妈妈（拿着复查的化验单，开心地说）："太好了，宝宝的血常规、血红蛋白已经升到 115g／L，我看数值已经在正常参考值范围内了，没想到这药这么便宜还这么有效果呀。而且，孩子服药 3 天后我就明显感觉到好转了，精神、肤色、食欲都明显好转。"

儿科医生："是呀，缺铁的孩子首先是精神、肤色、食欲差，然后才出现贫血，服用铁剂后好转也是精神、肤色、食欲先好转。好了，孩子已经明确诊断了，就是营养性缺铁性贫血，剩下的就是再继续吃这个简单的药 2 个月，同时注意营养均衡。"

王妈妈："啊！吃 2 个月药？孩子这么小，吃 2 个月药？不行，我得到北京大医院找专家看看再说。"

儿科医生（很无奈地苦笑着说）："这是补充孩子所缺的营养的药，就是每天孩子饮食中必须有的成分——铁和维生素 C。营养性缺铁性贫血就是这样治疗的，您买本儿科书看看就明白了。您想继续看专家也可以，但建议您不要先停掉孩子目前的治疗，既然您也感到孩子一切都在好转，您见到专家前千万别停目前孩子非常需要的这 2 个药，好吗？"

王妈妈："好的，医生您真好！我们也不是不相信您，我们北京有亲戚，近期去北京顺便请专家再看看，图个放心省心。"

儿科医生："理解，记得带好孩子的化验资料及目前服用的药物，这样可以节省专家的时间，也可以省去不必要的重复检查和重复开药。"

王宝宝的故事尽管很长，但反反复复就是营养性缺铁性贫血如何治疗这一件事，所以暂且说到这里吧。儿科医生都很理解家长爱护孩子、保护孩子的心情，本来不是一件大事，但是带孩子这么辛苦奔波、多方就医求证反而成了一件大事，很多时候，孩子在反复拥挤的就诊过程中还可能会再染上其他的疾病，这是最令人担心和痛心的事！

缺铁发生的原因

1. **先天储铁不足** 胎儿从母体获得的铁以妊娠最后 3 个月最多，故早产儿、双胎或多胎、胎儿失血和孕母严重缺铁等均可使胎儿储铁减少。

2. **铁摄入量不足** 这是缺铁性贫血的主要原因。人乳、牛乳、谷物中含铁量均低，如不及时添加含铁较多的辅食，容易发生缺铁性贫血。

3. **生长发育因素** 婴儿期生长发育较快，5 个月和 1 岁时体重分别为出生时的 2 倍和 3 倍，随着婴儿体重增加，血容量也增加较快，1 岁时血循环中的血红蛋白增加 2 倍；早产儿的体重及血红蛋白增加倍数更高；如不及时添加含铁丰富的食物，则易致缺铁。

4. **铁的吸收障碍** 食物搭配不合理可影响铁的吸收。慢性腹泻不仅铁的吸收不良，而且铁的排泄也增加。

5. **铁的丢失过多** 正常婴儿每天排泄的铁量相对比成人多。每 1ml 血约含铁 0.5mg，长期慢性失血可致缺铁，如肠息肉、梅克尔憩室、膈疝、钩虫病等均可致慢性失血，用不经加热处理的鲜牛奶喂养的婴儿可因对牛奶过敏而致肠出血（每天失血约 0.7ml）。

营养性缺铁性贫血的临床表现

1. **一般表现** 任何年龄均可发病，以 6 个月至 2 岁的婴幼儿最多见。发病缓慢，其临床表现随病情轻重而有不同。皮肤黏膜逐渐苍白，以唇、口腔黏膜及甲床较明显，易疲乏，不爱活动。年长儿可诉头晕、眼前发黑、耳鸣等。

2. **髓外造血系统表现** 由于髓外造血亢进，肝、脾可轻度肿大，年龄愈小，病程愈久，贫血愈重，肝脾肿大愈明显。

3. **消化系统症状** 食欲减退，少数有异食癖，如嗜食泥土、墙皮、煤渣等。可有呕吐、腹泻，可出现口腔炎、舌炎或舌乳头萎缩。重者可出现萎缩性胃炎或吸收不良综合征。

4. **神经系统症状** 表现为烦躁不安或萎靡不振，精神不集中、记忆力减退，智力多数低于同龄儿。

5. **心血管系统症状** 有明显贫血时心率增快，严重者心脏扩大甚至发生心力衰竭。

6. **其他症状** 因细胞免疫功能降低，常合并感染。可因上皮组织异常而出现反甲。

营养性缺铁性贫血的诊断

1. 依据喂养史、临床表现、病史和血象特点，先做出初步诊断。

2. 必要时做有关铁代谢的生化检查以及骨髓检查。

3. 用铁剂治疗有效可证实诊断。

4. 地中海贫血、异常血红蛋白病、维生素 B6 缺乏性贫血、铁粒幼红细胞性贫血等亦表现为小细胞低色素性贫血，应根据各病临床特点和实验室检查特征加以鉴别。

贫血的诊断标准

贫血是指外周血中单位容积内的红细胞数、血红蛋白量或红细胞压积低于正常的疾病。婴儿和儿童的红细胞数和血红蛋白量随年龄不同而有差异，世界卫生组织依据不同年龄血红蛋白的低限值作为诊断贫血的标准，不同年龄的数值如下。

1. 6 个月至 6 岁的儿童，血红蛋白低限值为 110g/L，6 ~ 14 岁为 120g/L，海拔每升高 1000m，血红蛋白上升 4%，低于此值者为贫血。

2. 6 个月以下的婴儿由于生理性贫血等因素，血红蛋白值变化较大，目前尚无统一标准。我国暂定为：血红蛋白在新生儿期 <145g/L、1 ~ 4 个月时 <90g/L、4 ~ 6 个月时 <100g/L 者为贫血。

贫血的程度分类

根据外周血血红蛋白含量或红细胞数可分为以下四种类型。

1. 血红蛋白（Hb）从正常下限至 90g/L 者为轻度贫血。

2. 60 ~ 90g/L 者为中度贫血。

3. 30 ~ 60g/L 者为重度贫血。

4. <30g/L 者为极重度贫血。

新生儿 Hb 标准：144 ~ 120g/L 者为轻度贫血，90 ~ 120g/L 者为中度贫血，60 ~ 90g/L 者为重度贫血，<60g/L 者为极重度贫血。

营养性缺铁性贫血的治疗

1. 一般治疗　加强护理，保证充足睡眠；避免感染，如有感染应积极控制感染；重度贫血者注意保护心脏功能。根据患儿的消化能力，适当增加含铁质丰富的食物，注意饮食的合理搭配，以增加铁的吸收。简单来说，主要的治疗原则就是去除病因和补充铁剂，很少需要输血。

2. 去除病因　对饮食不当者应纠正其不合理的饮食习惯和食物组成，有偏食习惯者应予以纠正。有慢性失血性疾病，如钩虫病、肠道畸形等，应及时治疗。

3. 铁剂治疗　口服铁剂是治疗缺铁性贫血的特效药，若无特殊原因，应采用口服给药。二价铁盐容易吸收，故临床均选用二价铁盐制剂。同时服用维生素 C，可增加铁的吸收。

药物治疗机制：①口服铁剂 12～24 小时后，细胞内含铁酶开始恢复，烦躁等精神症状减轻，食欲增加；②网织红细胞于服药 2～3 天后开始上升，5～7 天达高峰，2～3 周后下降至正常；③治疗 1～2 周后血红蛋白逐渐上升，通常于治疗 3～4 周达到正常；④如 3 周内血红蛋白上升不足 20g／L，注意寻找原因；⑤如治疗反应满意，血红蛋白恢复正常后再继续服用铁剂 6～8 周，以增加铁储存。

小贴士

参枣莲子粥

配方：党参 15g，大枣 20g（去核），莲子 30g，粳米 30g。

制法：共入锅中，加适量清水，煮熟即可，食粥及大枣。

功效：有健脾益气、益血补虚之功效，适用于缺铁性贫血、病后体质虚弱者。

（徐灵敏）

三、皮肤出血——儿童原发性血小板减少性紫癜常识

原发性血小板减少性紫癜（ITP）

1. 特发性／免疫性血小板减少性紫癜　血小板↓↓，出血时间↑，骨髓巨核细胞发育成熟障碍。

2. 临床表现　皮肤黏膜甚至内脏自发性出血，大多数患儿数月内自行恢复。

病因与诱发因素

1. **病因**　毛细血管、血小板功能异常，免疫功能异常。
2. **诱发因素**　多数 ITP 发病前 1～2 周有上呼吸道感染或病毒感染史。
3. **疾病症状及特点——急性型**

> **占 75%**
> ·多见于婴幼儿

> **起病急骤**
> ·自发的皮肤及黏膜出血

> **临床表现**
> ·散在针尖大小出血点，亦或大片瘀斑，四肢为多
> ·半数以上的患儿有鼻衄、齿龈出血
> ·胃肠道出血或尿血少见，偶见颅内出血

> **病程**
> ·急性出血可持续数周，常在 3～6 个月痊愈
> ·少数可转为慢性

4. **疾病症状及特点——慢性型**

> **占 25%**
> ·多见于学龄前和学龄儿童

> **起病隐匿**
> ·出血症状相对较轻

临床表现

· 除皮肤及黏膜出血外，无其他症状和体征
· 出血呈持续性反复发作，脾脏稍大

病程

· 多数发病后数年自然缓解

身体活动注意事项

（1）血小板 < $50×10^9$/L：不可做强体力活动；可适当散步、活动；避免一切可能造成身体受伤的因素，避免碰撞。

（2）血小板 < $20×10^9$/L：卧床休息。

饮 食 指 导

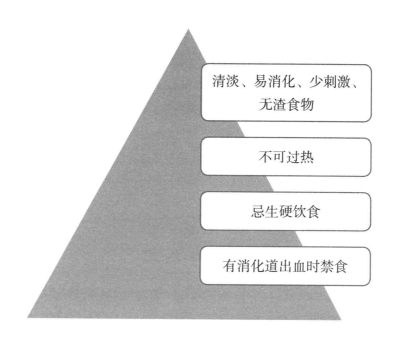

清淡、易消化、少刺激、无渣食物

不可过热

忌生硬饮食

有消化道出血时禁食

识别出血征象

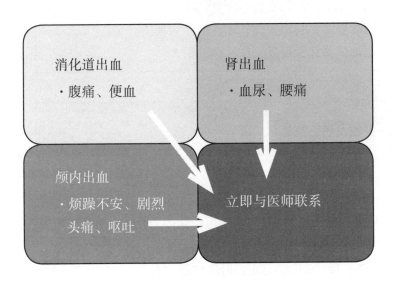

生 活 护 理

生活中应注意以下几点护理常识：①不要用力擤鼻涕，宜用软毛牙刷刷牙；②禁用牙签剔牙；③内衣需柔软、宽大、舒适；④常洗澡，保持皮肤和口腔清洁；⑤勤剪指甲；⑥勿用手指掏鼻孔；⑦鼻前庭可涂石蜡油，以防鼻黏膜干燥；⑧斑疹病瘙痒者，可用炉甘石洗剂涂擦；⑨避免抓搔划破皮肤引发感染。

出 血 护 理

1. **鼻出血** 平卧，头部或鼻部冷敷，按压鼻翼部，用棉球填塞。

2. **医源性损伤** 穿刺后延长压迫时间，避免肌内注射，出血不止请医生处理。

药 物 指 导

避免使用可能引起血小板减少或抑制血小板功能的药物，如阿司匹林、吲哚美辛、保泰松、右旋糖酐等。

出院健康指导

遵医嘱服药、休息，按期门诊复查

活动时避免身体挤压和外伤

保持大便通畅，多食蔬菜、香蕉

· 注意观察大、小便颜色、性状，皮肤紫癜、瘀斑情况

注意预防感染、避免受凉感冒

适应皮质激素类药物

· 不能自行停止服用，要在医生指导下逐渐减量停药

出院后 1 - 2 周检查血小板计数

· 持续 6 个月至 1 年以上

小贴士

银花连翘粥

配方：金银花 15g，连翘 15g，白茅根 15g，生地黄 9g，薄荷 5g，芦根 10g，粳米 100g，冰糖适量。

制法：金银花、连翘、薄荷、芦根、生地黄、白茅根去杂质，装入纱布袋内扎口，放入锅内加清水适量烧沸，转文火煎成药汁，去纱布药袋留汁。粳米淘洗净，倒入药汁锅内加清水煮沸，用慢火熬煮至米熟烂成稀粥，加入冰糖适量，待溶化调好口味，即可

食用。每日 2 次，早晚服食。

功效：清热解毒，疏散风热。用于轻度瘙痒、风热型紫癜（发病急骤，皮下紫癜、瘀斑发无定处，但以头面、四肢为多见）等症。

（张亚丽）

四、小儿肺炎的常识

小儿肺炎是指各种不同病原及其他因素引起的肺组织炎症，好发于秋冬两季。

小儿肺炎是由什么原因引起的

1. 病毒、细菌、支原体均可引起。细菌感染以肺炎链球菌多见，近年肺炎支原体和流感嗜血杆菌感染有增多趋势。

2. 多由急性上呼吸道感染向下蔓延所致，少数经血行入肺。

小儿肺炎的常见诱发因素有哪些

1. 环境因素，如气候改变、空气污染、居室拥挤、寒冷潮湿、通风不良、儿童被动吸烟。

2. 护理不当致儿童受寒。

3. 防御功能降低，如营养不良、贫血、先天性心脏病等，易致反复感染使病程迁延。

小儿肺炎诊断要点

1. 呼吸系统　发热、咳嗽、气促。新生儿、早产儿可表现为口吐白沫。

2. 重症可累及循环、神经和消化系统，出现相应临床表现

（1）循环系统：常见心肌炎和心力衰竭。心力衰竭表现：呼吸 > 60 次 / 分、心率突然 > 180 次 / 分、骤发极度的烦躁不安、发绀、心音低钝、奔马律、颈静脉怒张、肝脏迅速增大、少尿或无尿。

（2）神经系统：轻度缺氧表现为烦躁、嗜睡；严重者出现意识障碍、惊厥、呼吸不规则等。

（3）消化系统：轻症常有食欲不佳、吐泻、腹胀等；消化道出血时可表现为呕吐咖啡渣样物或排柏油样便，重症可引起中毒性肠麻痹，肠鸣音消失。

小儿肺炎住院期间健康指导

1. **环境和休息** 保持环境安静，尽量减少哭闹，减轻患儿氧耗。保持室内空气流通。室温保持 20℃ 左右，相对湿度 60% 为宜。患儿应尽量卧床休息，置患儿于有利于肺扩张的体位，如半卧位或抬高床头 30～60°，经常帮助患儿翻身改变体位或抱起患儿，以利分泌物排出，减轻肺部淤血和防止肺不张。

2. **饮食指导** 多饮水，给予易消化、高营养的饮食，保证营养和水分的供给。家属喂养时要耐心，防止因喂养不当引起呛咳、吐奶而致窒息；咳嗽时停止喂养，有呼吸困难的婴儿喂养时应抬高头部或抱着喂养，并夹紧奶头；人工喂养用小孔奶头；无力吸吮者可用小匙或滴管喂，或暂禁食。

3. **促进排痰** 痰液较多时，要经常更换体位，同时采用轻轻拍背等方法促进痰液排出。方法是五指并拢、掌指关节略屈呈空心掌状，由下向上、由外向内，轻拍患儿胸壁以震动气道，使痰液松动。同时边拍边鼓励患儿咳嗽以协助排痰，拍背力量要适中，以患儿不感到疼痛为宜，拍背时间 10 分钟左右，宜在餐前进行，拍背 30 分钟后方可进餐，亦可在餐后 2 小时进行。痰液黏稠时，给予祛痰剂和雾化吸入稀释痰液，促进痰液排出，雾化吸入时应嘱患儿深呼吸以便达到最佳效果。

4. **高热护理** ①患儿卧床休息，盖被不宜过厚，要松解衣服或襁褓，以利散热。②及时更换湿衣服，避免再着凉，保持皮肤清洁干燥。③指导家长观察降温处理后患儿的反应，观察患儿有无面色苍白、心悸、四肢冰冷、大汗、软弱无力等虚脱现象，一旦发现要立即通知医务人员。④指导家长观察有无惊厥先兆，如患儿出现兴奋、烦躁、惊跳等。惊厥发作时，立即使患儿平卧，头偏向一侧，松解衣扣，以免口腔分泌物或呕吐物流入气管内引起窒息。⑤加强口腔护理，每天用清水清洁口腔，在晨起、进食后、睡前进行，婴幼儿在餐后、睡前饮白开水。

5. **预防心力衰竭** 保持患儿安静，减少刺激，输液速度不宜过快，告诉家长不要随意调节输液流滴速。如患儿出现烦躁不安、面色苍白、气喘加剧、心率加速时，应立即通知医护人员。

6. 观察　指导家长观察患儿排便情况，出现腹胀、便秘及时报告医护人员。

小儿肺炎药物指导

1. 抗生素　用药时间一般持续至体温正常后 5～7 天，临床症状基本消失后 3 天，支原体肺炎至少用药 2～3 周，以免复发。

2. 抗病毒药物　常见的有利巴韦林、干扰素、阿昔洛韦、更昔洛韦等。

小儿肺炎出院健康指导

1. 遵医嘱服药、休息，定期至门诊复查。

2. 要保持居室环境安静、舒适，通风良好。合理安排生活起居，天气变化时，及时增减衣服，注意保暖，避免受凉。鼓励患儿适当进行户外活动，提高机体对气温变化的适应能力及抗病能力。

3. 指导患儿休息，要经常翻身及变换体位。教会家长帮助患儿有效咳嗽、拍背协助排痰的方法。教育患儿咳嗽时用手帕或纸捂嘴，不随地吐痰，防止病原菌污染空气而传染他人。

4. 教会家属观察患儿呼吸频率、节律和神志变化的方法，如呼吸突然加快、面色苍白、发绀、鼻翼扇动、神情淡漠或烦躁不安，是病情加重的表现，应及时就诊。

小
贴
士

银耳冰糖梨

配方：银耳 12g，梨 1 个，冰糖 12g。

制法：将梨去皮及核，切成块。银耳用清水洗净，与梨同放入锅中，小火煮 30 分钟，加入冰糖溶化后食用。

功效：有润肺止咳作用。

（林　杰）

五、警惕小儿"惊厥"

问："新生儿经常身体抖动，是不是患了惊厥？"

答："一般情况下，宝宝出现肢体抖动是正常的。新生宝宝的手、脚常常会不由自主地抖动。睡眠时也常常会出现惊跳，这是一种正常的生理"惊跳"，父母们大可不必紧张，不需要任何特殊处理。而惊厥常表现为 24 小时内突然出现的全身或局部痉挛性抽搐，伴有意识障碍、双眼上翻、凝视或斜视。发作持续时间短，严重者可反复多次发作，甚至可以转变为癫痫，造成严重的后果。"

小儿惊厥是什么原因引起的

宝宝发生惊厥的原因有很多，在没有颅脑疾病或外伤的情况下，多是因为发热。由于婴幼儿神经系统发育不完善，对大脑皮质的抑制作用较差，热调节功能也差，机体发热很容易刺激大脑引起强烈地兴奋，导致神经细胞间异常放电，从而发生惊厥。另外，惊厥还有遗传倾向。宝宝家长的前一二代亲属中若有惊厥病史，宝宝很容易发生惊厥，且复发率高。

小儿惊厥如何护理与治疗

1. 宝宝突发惊厥时，应让宝宝平卧，松开衣领，头偏向一侧，以防呕吐物引起窒息；上、下颌牙齿间垫用木质的压舌板或勺子，以防舌头被咬伤；千万不要强烈摇晃宝宝，或对宝宝大声喊叫，有可能会加重惊厥。

2. 宝宝患病期间，要特别注意对高热的护理。

小儿惊厥可以预防吗

当宝宝体温超过机体能承受的范围时，就会发生惊厥。所以，合理地做好降温措施，能有效预防惊厥。

1. 尽快给宝宝降温，以物理降温为主。

2. 体温处于高热持续期时，给宝宝穿衣服要合适，有利于散热。

3. 让宝宝多喝水，多吃易消化且富含维生素的食物，维持营养与水分，促进康复。

小
贴
士

地龙炒蛋清

配方：食用蚯蚓 50g，鸡蛋清 2 只，植物油适量。
制法：将蚯蚓去泥，洗净，切成段。将蚯蚓段下热油锅，与鸡蛋清同炒至熟，即可食用。每天 1 次，癫痫发作前食用。
功效：养阴补血，息风定痫。

（赵颖泉）

六、儿童泌尿系统感染的常识

泌尿系感染（UTI）是小儿泌尿系统常见病之一，是病原体直接侵入尿路，在尿液中生长繁殖，并侵犯尿路黏膜或黏膜下组织而引起损伤的疾病。感染可累及尿道、膀胱、肾盂和肾实质。

泌尿系感染是由什么原因引起的

1. **致病原**　多数为细菌、真菌和支原体，病毒也可致病，但比较少见。
2. **感染途径**　血源性感染、上行感染、淋巴感染和组织间直接蔓延。
3. **易感因素**　与小儿的生理解剖特点有关，泌尿系统抵抗感染的功能存在缺陷，其他因素如小儿未能控制排便，未及时更换尿布和蛲虫由肛周移行至外阴。

泌尿系感染有什么表现

1. **急性感染**

新生儿：以全身症状为主，可有发热或体温正常、体重不增、拒奶、腹泻、嗜睡和惊厥等。

婴幼儿：女性多见，主要表现为呕吐、腹泻、腹痛、发热等，部分有排尿中断、夜间遗尿等症状。

年长儿：上尿路感染以发热、寒战等全身症状明显；下尿路感染以膀胱刺激症状如尿频、尿急、尿痛为主。

2. **慢性感染**　轻者无明显症状，也可间断出现发热、脓尿或菌尿，病程较久者可有贫血、乏力、发育迟缓、高血压及肾功能减退等症状。

泌尿系感染住院健康指导

1. **饮食指导**　①鼓励大量饮水，发热患儿宜给予高热量、高维生素、易消化的流质或半流质食物，以增强机体抵抗力；②无发热者可给予富含营养的饮食。

2. **用药指导**　①遵医嘱应用抗菌药物，注意药物副作用。口服抗菌药物可出现恶心、呕吐、食欲减退等现象，饭后服药可减轻胃肠道症状；服用磺胺药时应多喝水，并注意有无血尿、尿少、尿闭等问题。②婴幼儿因尿道刺激症状而哭闹明显者，可应用山莨菪碱等抗胆碱药。③上尿路感染时，可给予两种抗菌药物。开始治疗后应连续三天进行尿细菌培养，若 24 小时尿培养保持阴性，表示所用药物有效，否则应按尿培养细菌药敏试验的结果调整用药。

3. **疾病指导**　①注意休息，急性期需卧床休息，鼓励患儿大量饮水，通过增加尿量起到冲洗尿道的作用，减少细菌在尿道的停留时间，促进细菌和毒素排出。②指导家长保持患儿的会阴部清洁，便后冲洗外阴，勤换尿布，尿布用开水烫洗或煮沸消毒。提供合适的排尿环境，患儿若有尿频和尿急症状，便器要放在易取的位置。③向家长讲解留取尿标本的方法，示范和指导尿标本的采集，留取的尿标本一般选晨尿，因为晨尿呈酸性，较浓缩，阳性率高。留取尿培养标本时，先协助患儿清洗外阴，然后弃去尿液前段，留取尿液中段。

4. **高热护理**　①患儿卧床休息，盖被不宜过厚，要松解衣服或襁褓，以利散热。②及时更换湿衣服，避免再着凉，保持皮肤清洁干燥。③指导家长观察降温处理后患儿的反应，观察患儿有无面色苍白、心悸、四肢冰冷、大汗、软弱无力等虚脱现象，一旦发现要立即通知医务人员。④指导家长观察有无惊厥先兆，如患儿出现兴奋、烦躁、惊跳等。惊厥发作时，立即使患儿平卧，头偏向一侧，松解衣扣，以免口腔分泌物或呕吐物流入气管内引起窒息。⑤加强口腔护理，每天用清水清洁口腔，在晨起、进食后、睡前进行，婴幼儿在餐后、睡前饮白开水。

泌尿系感染出院指导

1. **解释说明**　向家长解释并查明反复发生尿道感染的原因，及时矫正泌尿系畸形，防止尿潴留。及时发现男孩包茎、女孩处女膜伞、蛲虫前行尿道等情况，并及时处理。

2. **注意事项**　告知家长不要给幼儿穿开裆裤，勤换尿布，尿布要烫洗晾干。便后洗净臀部，清洗和擦拭均应由前向后，防止肠道细菌污染尿道，单独使用洁具，不与成人共用，保持洁具清洁。

3. **注意清洁**　给女孩清洗外阴时，应从前向后清洗，单独使用洁具，防止肠道细菌污染尿道，引起上行感染。

4. **定期复查**　指导按时用药，定期复查，防止感染复发或再感染。一般急性感染可于疗程结束后每月随访一次，除尿常规外，还应做中段尿培养，连续 3 个月，如无复发可认为治愈。反复发作者，每 3 ~ 6 个月复查一次，持续 2 年或更长时间。

小

贴

士

青小豆麦粥

配方：小麦 50g，青小豆 50g，通草 5g。

制法：先以 500ml 清水煮通草，去渣后加入洗净的青小豆和麦粒共煮成粥。作早餐食用。

功效：治疗急性泌尿道感染。

（张海娣）

七、手足口病那些事儿

手足口病是一种常见的由肠道病毒引起的传染性疾病，多发生于婴幼儿和学龄前儿童。手足口病有很强的传染性，一年四季都可发生，但常见于夏秋季。手足口病和口蹄疫是截然不同的两种传染病。

据统计，目前有 20 多种肠道病毒可引起手足口病。在中国，最常见的是柯萨奇病毒 A16 型（CV-A16）和肠道病毒 71 型（EV71）。手足口病绝大多数比较轻微，预后良好，极少数患儿会并发无菌性脑膜炎、脑炎、肺水肿、心肌炎等疾病，绝大多数重症及死亡病例都是由 EV71 病毒引起的。

手足口病有什么表现

手足口病的症状一般出现于感染病毒的 3 ～ 7 天后，1 周左右自愈，一般不超过 10 天。发病早期的表现类似普通感冒，有发热、食欲减退、咽喉疼痛、浑身不适的症状。

一般发热 1 ～ 2 天后，口腔黏膜、舌和咽喉部会出现小而扁平的红色斑点，并且逐渐发展为小疱疹，然后破溃形成疼痛的溃疡点。这些小红点和溃疡有时候会出现在嘴唇及其周围皮肤。患儿常因嘴里溃疡的疼痛不愿喝水而存在水摄入不足的风险。

年龄小的孩子会有流口水比平时增多的情况。同时，手心和脚底也会有这些扁平的小红点，有时还会出现在膝盖、肘关节、臀部和肛门周围，这些皮疹也会发展成小疱疹，周围有红晕。手足口病皮疹的另一个特点是不会发痒。大多数患儿在 1 周内体温下降，皮疹逐渐消退。疱疹也可在 3 ～ 5 天逐渐干燥结痂，脱痂后不留瘢痕。

需要注意的是，不是所有人都会有以上全部症状，有些人感染了病毒也可能一点症状都没有，却仍可能把病毒传染给其他人，这就是我们平时说的无症状带毒者或隐性感染者，多见于成人。

手足口病是由什么原因引起的

手足口病是由多种肠道病毒所引起的，据统计有 20 多种，其中包括柯萨奇病毒 A 组的 2、4、5、7、9、10、16 型，B 组的 2、5、13 型，以及埃可病毒 11 型和肠道病毒 71 型。

在中国，最常见的是柯萨奇病毒 A16 型和肠道病毒 71 型。虽然绝大多数手足口病患者会自然痊愈，但极少数会发展为重症。据统计，这些重症病例中，有 82% 是由肠道病毒 71 型引起的，死亡病例中由肠道病毒 71 型引起的有 93%（数据来源：杨维中 .2008 年中国手足口病疫情概况和防治策略 . 手足口病国际研讨会，北京，2009）。

手足口病的易感人群是哪些

手足口病常见于婴幼儿和 10 岁以下的儿童，特别是 5 岁以内的孩子为高发人群，所以在托幼机构较多见。成人和大年龄儿童也会患手足口病。在感染引起手足口病的肠道病毒或柯萨奇病毒以后，人体会对感染的这一型病毒产生抗体，但是，因为会导致手足口病的病毒有 20 多种，所以存在再次感染发生手足口病的可能性。

手足口病会传染吗

手足口病会传染，潜伏期通常是 3～7 天。

手足口病的传播途径多样，在感染者鼻腔和咽喉的分泌物里、水疱的疱液里、肠道及大便里都会存在病毒颗粒。因此，不难想象，手足口病会通过呼吸道、胃肠道或频繁密切接触传播。举几个例子，比如密切接触、亲吻、拥抱、共用杯具和器皿；咳嗽和打喷嚏；接触到手足口病患儿的大便（如换尿布时）；接触到疱液；接触已经沾染病毒的玩具、衣物及家具等物品。

所以，手足口病在年幼儿童中比较常见的一个原因是在更换尿布或者如厕时病毒播散，同时也和幼儿经常会有吃手的习惯有关。

隐性感染者也是传染途径之一，有些儿童或者成年人虽然感染了手足口病的病毒，没有表现出任何症状，但是仍然可以把病毒传染给其他人。

手足口病患儿在发病第 1 周的传染性是最强的，病毒在症状消失数周以后仍然可能在身体内存活一段时间，有研究发现患者发病后 4～6 周仍能从大便中分离出柯萨奇病毒 A16 病毒颗粒，而肠道病毒 71 则可能存在 10 周之久。

手足口病严重吗

虽然手足口病的传染性很强，但绝大多数病情都比较轻微，一般在 7～10 天会自然痊愈。

手足口病通常很少见有并发症，不过因为口腔溃疡会引起疼痛，有些患儿会有几天时间不愿进食和喝水。另外，据统计，只有约 1.1% 的手足口病患儿可能发展为重症，比如脑膜炎、脑炎、肺水肿、心肌炎等。

手足口病在中国是常见的疾病吗

手足口病在中国是常见的疾病。手足口病的大规模暴发在美国是少见的，但是过去 15 年里，东亚以及东南亚地区手足口病还是会频繁发生、流行和大规模暴发，常常 2～3 年会有一次规律性的高峰。

在中国，手足口病的发病率较高，多发于学龄前儿童，2008 年 5 月，卫生部将其列入传染病防治法规定的丙类传染病。手足口病四季均有散发，但由于肠道病毒偏好温热和潮湿的环境，所以手足口病常见于夏秋季。然而近年的统计数据显示，手足口病的发病形式与以往只有一个高峰不同，呈现两个发病高峰——4～6月和11～12月，这可能和气候有关。另外，每年流行的手足口病主要病毒也不一样，导致每年的感染传播率也都不一样。

得了手足口病怎么办

手足口病是一种病毒感染所致的疾病，有自限性，不需要特殊治疗，使用抗生素无效，通常症状和体征会在7～10天内消失。治疗的主要目的在于减轻症状，尽可能缓解患儿的不舒适感。

可以使用退热镇痛药，如酚麻美敏或布洛芬可缓解疼痛、发热的问题。

吃吃喝喝对宝宝来说可是个头等大事，但是因为口腔溃疡的疼痛感，以及发热生病带来的不适感，宝宝会不愿意进食或喝水。这个时候，我们要适当鼓励孩子尽量多饮水或其他液体，可以频繁地小口啜吸，以防止脱水。这里列出来几点小贴士，可用来鼓励宝宝进食并减少进食或饮水时的疼痛感。

给宝宝吮吸棒冰或冰沙。

给宝宝吃冰激凌或果汁奶冻。

给宝宝喝冷的饮料，比如冷牛奶或冰水。

给宝宝吃比较软的不需要咀嚼的流质食物。

给宝宝用温盐水漱口。

避免酸性的食物及饮料，如柑橘类水果、果汁以及苏打水。

避免咸的、辣的或其他刺激性的食物。

另外，不要刺破、挤压手心和足底或身体其他部位的水疱，应该让其自然干结。

我的孩子得过手足口病了，还会再得吗

孩子如果得过手足口病，以后可能还会再得。现在发现有20多种病毒可以导致手足口病，宝宝得手足口病后只是对引起此次感染的肠道病毒或柯萨奇病毒类型产生了一定的免疫力，对其他类型的病毒没有抵抗力。不同类型病毒之间是没有交叉免疫作用的，所以比较郁闷的事实是，人们有可能感染手足口病不止一次，但是病毒的相似性会帮助免疫系统更快、更好地在下一次感染的战役中取得胜利。

手足口病可以预防吗

目前，手足口病可以通过两个途径预防，即接种疫苗和切断传播途径。

1. **接种疫苗**　从 2016 年的上半年开始，全球首个手足口病疫苗——由中国自主研发的 EV71 疫苗，在全国各地陆续上市了。值得注意的是，这个疫苗主要是预防肠道病毒 EV71 所引起的手足口病，将会降低患（危）重症手足口病的风险和住院率，但并不能预防其他病毒所引起的手足口病。

那么，问题来了，为什么这个疫苗只针对肠道病毒 71 型呢？为什么不能覆盖所有引起手足口病的病毒呢？因为肠道病毒 71 型所引起的手足口病是相对最严重的，是引起重症手足口病风险最高的类型。统计发现，82% 的重症病例和 93% 的死亡病例都是感染这个类型病毒所引起的。另外，引起手足口病的病毒类型较多，很难在短期内研发出针对每一个病毒类型的疫苗。

EV71 疫苗目前属于二类疫苗，是自费接种的，接种对象为 6 个月到 3 岁的孩子，一共接种 2 次，间隔 1 个月。最好在 1 岁以前完成接种，早日获得保护力。

2. **切断传播途径**　除了给宝宝进行预防接种来防止感染肠道病毒 EV71 所引起的手足口病，以及增强宝宝的免疫功能去对抗病毒外，我们还可以通过以下预防措施来远离病毒，减少手足口病的发生概率。

（1）洗手。宝宝和爸爸妈妈都要记住，要经常用肥皂和流动的水洗手，每次至少 20 秒，特别是在宝宝大、小便或更换尿布前后，在准备食物或进食以前，以及外出回家后。

（2）培养良好的个人卫生习惯。避免用没有洗过的手接触眼睛、鼻子和嘴巴，做出如吃手、揉眼睛及抠鼻子等动作。咳嗽和打喷嚏时要遮住口和鼻子，可以用一次性纸巾或胳膊肘。成人也有可能感染手足口病的病毒，因为免疫功能比儿童强，所以成人病毒感染往往是无症状的隐性感染，因此也要注意培养良好的个人卫生习惯，避免成为传染源。

（3）对儿童经常接触的物品表面和公共区域进行消毒，比如餐桌、料理台、玩具及门把手之类。因为病毒可以在这些物品表面生存数天，可以先用肥皂水，然后用稀释的含氯漂白剂和水擦洗消毒。

（4）手足口病流行的高峰期尽量避免带宝宝去人流密集、空气流通差的公共场所。避免密切接触已确诊的手足口病患儿（比如亲吻、拥抱，共用杯具、餐具、毛巾等）。患儿应该在家隔离 2 周后，并且水疱干结为止才能返校。

（5）不要故意去挤破或戳破水疱，因为疱液具有传染性，挤破有继发感染的风险。

手足口病就是口蹄疫吗

手足口病和口蹄疫没有关联，是由不同病毒引起的。口蹄疫病毒通常感染猪、牛、羊等偶蹄类家畜。

口蹄疫病毒在动物中有高度传染性，可呈暴发性流行，但口蹄疫病毒一般不传染给人，不会在人群中流行。动物也不会被人类的手足口病病毒感染。

手足口病简要

1. 传染性疾病。

2. 通常引起发热、口腔溃疡，手心、足心出现红色小斑点。

3. 最常见于 5 岁以下的婴幼儿和学龄前期儿童，较大的儿童和成年人也可以被感染。

4. 没有特殊治疗方法，手足口病一般不会危及生命。

5. 如果患者出现头痛、颈项强直及背部疼痛，需要马上就医。

6. 良好的个人卫生习惯会减低被感染的风险，比如勤洗手、吃熟食、喝煮沸过的水、常通风及晒太阳等。

（蒋本然）

健康话题聊不完，
这些与生活息息相关

一、小心，低温也会烫伤

人体烫伤的阈值是 45℃，长时间持续接触中等温度（一般指 44 ~ 50℃）的热源，便可造成从真皮浅层向深层及皮下各层组织的渐进性损害，这种烫伤称为低温烫伤。

远离烫伤！告诉你一个救命的方法。

入冬以后，天气变冷，人们睡觉时喜欢在被窝里用暖水袋、暖宝宝取暖，由于入睡后皮肤敏感度降低，若紧贴热水袋的位置长期不换，第二天醒来就会发现局部被烫起了一个水疱，这就是低温烫伤。

低温烫伤对人体的伤害

一般情况下，皮肤与低温热源短时间接触，仅造成真皮浅层的水疱型烫伤，但如果低温热源持续作用，就会逐渐发展为真皮深层及真皮下各层组织的烫伤。低温烫伤和高温引起的烫伤不同，创面疼痛感不十分明显，仅在皮肤上出现红肿、水疱、脱皮或者皮肤变白的现象，通常烫伤面积不大，烫伤皮肤表面看上去不太严重，但创面深且烫伤严重者甚至会造成深部组织的坏死，如果处理不当，会发生溃烂，长时间无法愈合。所以，某些情况下持续低温烫伤比直接烫伤更严重。

什么人容易出现低温烫伤

易被低温烫伤的人群，一般是晚上睡觉不易醒或感觉减退的人，以患糖尿病、脉管炎或脑卒中后遗症、长期卧床的老年人尤为多见，该类人群夜间入睡后，肢体感觉迟钝，发生烫伤还未自觉，往往是烫伤到了很严重的程度才被发现。

如何预防低温烫伤

对于低温烫伤需要引起足够重视，不要以为不太烫的东西就不会发生烫伤，相反，持续低温烫伤的深度比开水烫伤有过之而无不及。

为了避免发生低温烫伤，老年人最好不要长时间接触温度超过体温的物品。患糖尿病、脉管炎或脑卒中后遗症以及长期卧床的老年人尤需特别注意。如果用电热毯，温度不要设得过高，也不要整夜使用，不要长时间地贴近暖气片等取暖设备。使用热水袋取暖时，时间不要过长，最好是睡觉前放在被子里先暖被窝，睡觉时取出来，尽量避免整夜放于被窝内，如果想在睡觉时将热水袋放在脚下取暖，要用毛巾把热水袋包上，不要使热源表面直接作用在皮肤上。

正确处理低温烫伤

一旦发生低温烫伤，先用凉毛巾或凉水冲一下烫伤处，以达到降温的目的，然后要及时就医，不要用酱油或牙膏涂抹烫伤处，容易引起烫伤处感染，对缓解烫伤的作用很小。因为低温烫伤会伤及肌肤的深部，治疗的时间也应延长，直径大于 2cm 的创面，局部换药的时间会比较长，愈合后瘢痕明显，必要时须手术把坏死组织切除，建议到专科医院，接受正规治疗。

小
—
贴
—
士

一度烫伤：最轻的烫伤，只损害皮肤表层，有局部轻度红肿，无水疱，疼痛明显。
二度烫伤：中度烫伤，不但损害表皮，而且也伤及皮肤中层，有水疱，疼痛明显。

三度烫伤：最严重的烫伤，皮下、脂肪、肌肉都受到损伤，呈灰或红褐色，甚至会变黑变焦，此时由于神经受到损伤，反而可能不觉疼痛。

（朱维平）

二、输液危害知多少

医院里，经常可以见到这样的患者："医生，我感冒了，给我来两瓶补液！""医生，我身子弱，给我吊点盐水增加一下抵抗力！""医生，我高烧不退，快点给我吊盐水！"

听着，仿佛这医院就是传说中最著名的饭店，而输液（吊盐水）就是那道最著名的菜式，是每个患者的必点之菜，正可谓，不吊盐水等于没到过医院。

那么，输液真有传说中那么神奇吗？难道真的是盐水一吊，药到病除？其实，并非如此。

在我国，很多患者会要求吊盐水，甚至认为没有吊盐水就是没看过病。但在西方国家，情况就完全不同了，患者一般都知道，如果需要吊盐水了，那一定是得了大病，不到万不得已，医生是不会给予患者吊盐水治疗的。很多疾病的治疗，其实并不需要吊盐水，或者说，吊盐水并不能改变很多疾病的自然进程。

我们来看看，输液（吊盐水）到底有哪些危害呢？

首先，输液很容易出现不良反应。相比口服药物治疗，输液更容易出现药物的不良反应，特别是过敏反应。口服药物是先在胃肠道吸收的，然后再进入人体的血液循环，如果药物中存在可以引起过敏的物质或者杂质，可能在胃肠道就会先被吸收了。但是，输液是将药物直接注射入人体的血管内，那些可以引起过敏的物质或者杂质就直接进入了人体的血液循环。在输液时，我们经常可以看到患者突然出现发冷、发抖，俗称的"输液反应"就是来源于此。

其次，输液会使人体中的不溶性微粒增多，可能会堵塞血管。不溶性微粒是指直径在 50μm 以下的微小颗粒，一般肉眼看不到，倍数不高的显微镜也不一定能看到。不溶性微粒的产生途径有几种：①输注药液（俗称盐水）的生产过程；②输注药液本身；③输液的用具；④输液配伍不当；⑤输液输注过程操作不当。

人体毛细血管的直径为 4 ~ 7μm，输液时直接将药液注射入人体的血管内，不溶性微粒就会蓄积在微血管丰富的心、肺、肾等重要器官内，久而久之，就会引起血流不畅，甚至堵塞微血管。

再次，输液会使人体的免疫功能下降，还有可能产生抗药性。人体的免疫系统对外界的细菌、病毒都具有一定的抗御能力。如果经常吊盐水，药物可直接进入血液循环到达病灶处，杀死病原体，人体自身的免疫系统就被闲置了，久而久之，免疫功能不会增强，反而会越来越差，机体还有可能产生抗药性。

最后，输液可能导致人体自身的菌群失调，身体更容易出现感染。人体的体表及体内存在很多细菌，有"好细菌"，也有"坏细菌"，比如我们的胃肠道内就有很多有益的细菌（益生菌）来帮助我们消化，正常情况下保持"好细菌"和"坏细菌"之间的平衡，就不会引发疾病。经常吊盐水，尤其是应用抗生素补液，可能会打破人体本来的"好细菌"和"坏细菌"之间的平衡，增加细菌的耐药性，人体反而更容易感染疾病。

看到这么多危害，那么是否以后再也不能吊盐水了呢？倒也不是，一般的疾病多数不用吊盐水，但是如果病情真的较重，医生让你吊盐水的时候，该吊还是要吊的。

（徐仲卿）

三、为什么骨折后需要康复治疗

随着患者对骨折后骨关节功能和生活质量的要求越来越高，康复治疗的重要性正逐渐被愈来愈多的患者和医生所接受，很多医院都有专门的康复科来负责骨关节的康复治疗。那么，骨折的康复治疗究竟有哪些有益之处呢？从什么时候可以开始康复治疗？骨折的康复治疗具体又有哪些？这些都是平时门诊患者最关心的几个问题，现在就来给大家答疑解惑一下，让大家对骨折的康复治疗可以明明白白。

骨折后长期制动，会导致骨折周围的肌肉萎缩、关节僵硬甚至血管栓塞，长期卧床会引起褥疮或肺炎。及时康复治疗可以改善或者预防这些问题的发生，避免关节僵硬、创伤性关节炎、肢体坏死等并发症的发生，使患者的骨关节功能恢复到最佳状态，明显提高骨折后生活质量。

骨折的康复治疗有哪些？

1. 肌力训练　应从骨折后就及时开始，并一直持续到关节功能完全恢复。

2. 关节松动术　关节屈伸活动及将关节周围肌肉韧带的粘连松解。

3. 关节活动度练习　早期可行持续被动活动（CPM），疼痛改善后可行助力或主动活动。

4. 步行训练　在条件允许的时候，可在康复师的指导下，从借助平衡杠、助行器的部分负重，逐渐过渡到完全负重。

5. 全身训练　避免深静脉血栓、呼吸系统感染等并发症，增强心肺功能和日常生活的活动能力等。

6. 物理治疗　超声波、红外线和电刺激治疗，有消炎消肿、缓解疼痛等作用。

7. 中医治疗　针灸、推拿和拔罐等治疗对骨关节的康复及颈、腰椎疾病的康复也有很大的帮助。

骨折康复治疗的最佳时间

骨折固定后的第 1 天，就应该开始系统的康复治疗了，骨折固定后 1 个月内，是康复治疗的黄金时期，对肢体功能的恢复有重要意义，错过这一时期，骨关节功能恢复的效果将大打折扣。

康复训练的早期，也就是骨折后 2 周内。此期功能锻炼的主要目的是促进患肢的血液循环，以利于骨折部位的消肿和稳定。康复训练的主要形式是让伤肢肌肉做有节奏的静力收缩和放松，通过肌肉的等长收缩可以预防肌肉萎缩或粘连。

康复训练的中期，也就是骨折后 2～6 周。此期除继续做伤肢肌肉的收缩训练外，康复训练逐渐由被动活动转变为主动活动，以防止关节活动度下降；在病情允许的情况下，应尽早进行全身活动。此外，还可配合物理及中医治疗，以达到消肿、化瘀并促进骨痂形成的作用。

康复训练的后期，是骨痂改造塑性期，此时，骨骼有了一定的支撑力，康复训练的主要形式是伤肢关节的主动活动和负重练习，使各关节迅速恢复到正常活动范围，使肢体恢复到正常的力量。

希望广大患者朋友能重视康复治疗，骨折后不要再自以为"伤筋动骨100天"，打个石膏或者做个内固定手术就完事了，以致错过康复治疗的最佳时期，导致终生遗憾。

（居宇峰）

四、颈椎病不可怕，康复治疗有办法

随着生活方式的改变，工作压力的增大，长时间低头看书、工作，颈椎病出现了年轻化的趋势，很多 30 多岁的人已经开始受到颈椎病的困扰。颈椎间盘由外侧环状的纤维环和内部的髓核组成，颈椎的活动度较大，容易受到细微创伤和劳损，颈椎间盘由于反复磨损出现退行性病变时，纤维环的纤维发生变性，内部的髓核也会发生脱水，严重时纤维环破裂，髓核脱出，造成椎管狭窄，压迫神经、血管等结构引起相应的症状。

颈椎病通常可分为五种

1. **神经根型** 颈椎间盘退行性改变或刺激诱发的骨质增生会压迫脊神经根，引起上肢感觉、运动障碍，常表现为上肢麻木，在临床上最为常见。

2. **脊髓型** 颈椎椎管狭窄，使脊髓受压和缺血，引起脊髓传导功能障碍，主要表现为走路不稳、脚踩棉花感以及大、小便困难等症状。

3. **椎动脉型** 钩椎关节的改变会刺激、压迫椎动脉，造成椎 - 基底动脉供血不足，常表现为头晕、黑蒙等症状，且这些症状的发生多与颈部运动相关。

4. **颈型** 是指具有头、肩、颈、臂的疼痛及相应的压痛点，X 线片上没有椎间隙狭窄等明显的退行性改变，但可以有颈椎生理曲线的改变、椎体间不稳定及轻度骨质增生等变化的一种颈椎病。

5. **交感神经型** 颈椎间盘病变压迫颈部交感神经纤维，引起一系列症状的颈椎病。

事实上颈椎病的临床表现非常复杂，临床上患者通常表现为混合型。多数颈椎病患者开始症状较轻，容易被忽视，往往通过休息能够自行缓解，症状时轻时重也不注意，只有当症状加重到不能通过休息缓解时才会引起重视，此时往往已经影响工作和生活。并且，长时间的疼痛、发麻等症状，也会引起患者焦虑、失眠等精神问题。因此，颈椎病重在早期预防，早期发现，早期控制病情的发展。

临床案例分析

朱女士，39岁，自觉颈部肌肉不适2年多，平日里经常去美容院通过按摩颈部肌肉来缓解酸胀感，最近2周因工作时间较长，颈部肌肉的老问题更为严重了，并且感觉左侧头部的皮肤有放射性疼痛，为了寻求进一步治疗，她来到了康复医学科门诊。

门诊体格检查

1. **前斜角肌压痛**　肌肉紧张。
2. **斜方肌压痛**　肌肉紧张。
3. **旋颈试验阴性**　椎动脉未受压。
4. **臂丛神经牵拉试验阳性**　臂丛神经被牵张。
5. **霍夫曼征试验阳性**　脊神经可能被压迫。
6. **抓握试验**　肌力减退。

结合患者的症状和体格检查结果，诊断其为混合型颈椎病，综合了颈型和神经根型，为其开具了针对性缓解疼痛的药物，辅以物理治疗，以改善其颈部的肌群状态，并且给患者佩戴颈托以缓解急性发作期的疼痛，嘱患者定期复查。

康复治疗方案

对于很多颈椎病患者来说，往往由于颈椎病可以自行缓解或者通过按摩可以达到一定程度的缓解，因而缺少就医意识，事实上，通过系统的康复治疗，能够有效地缓解颈椎病的进展，缓解疼痛和头晕的症状，改善患者的生活质量。

1. **药物治疗**　扩张血管，改善脑部的血液循环；局部消炎，缓解颈部疼痛，放松肌肉。
2. **运动治疗**　矫正不良姿势，加强颈部肌肉力量；也可进行颈部的稳定性训练。

（1）颈部活动度训练：坐位或站立位，放松颈部。做前后屈伸、左右侧屈以及旋转（顺时针和逆时针）的颈部运动，每个方向重复 10～15 次。右侧上肢后伸，肘屈曲，手背紧贴腰部，头部向左侧旋转至最大角度，右侧手臂翻掌并向左侧做推掌动作至最大幅度，左右交替，每个方向进行 10～15 次。

（2）颈部肌肉力量练习：坐位或站立位。双手交叉后抱头，稍低头，两肘向两侧张开，用力抬头，同时两手向前用力，与头对抗，不让头部向后仰，重复 10 次即可。两手掌托住下颌，用力低头，使下颌下压，同时手掌顶住下颌不让它向下，然后放松，重复 10 次。低头含胸，两手交叉放于背后，肘半屈，手心向上；挺胸用力伸肘，同时反掌向下，后颈部向上伸，感觉后颈部肌肉用力收紧，重复 10 次。

3. 物理治疗　主要包括：颈部牵引、脑循环、低周波、中频及高频治疗，主要目的是缓解颈部肌肉和软组织的紧张度，调整颈部肌群的失衡状态，缓解疼痛和麻木症状，对于脑供血不足的患者可改善其脑部血液循环，缓解眩晕症状。

4. 重在预防　纠正日常不良的学习、工作习惯，伏案工作不宜持续很长时间，每隔 1 小时应适当起身活动，进行上述颈部运动。

常用电脑者可将显示屏的高度调整至和视线齐平，改正高枕睡眠的习惯，不要偏头耸肩谈话，尽量避免坐车打瞌睡等增加颈部负担的不良姿势。

已患颈椎病的患者要注意肩颈部的保暖，长时间的空调、电扇等也容易诱发、加重颈椎病的症状。

如果出现严重的头晕症状，请尽量减少往头晕侧旋转头部的频率，避免加重血管的受压程度。

（徐高静　吴　毅）

五、撸起袖子！拯救"熊猫眼"

"熊猫眼"，即黑眼圈，多因过度疲劳、长期熬夜、精神压力大、情绪波动而形成，会随着年龄的增大而逐渐明显，难以消退。

对于怀揣理想、砥砺前行、时刻以"生命不息、奋斗不止"为座右铭的现代年轻人，生活不只有梦想！还有熬夜和黑眼圈！学生熬夜写作业，科学家熬夜做实验，医生熬夜值班，演员熬夜拍戏……通宵达旦、彻夜未眠都已是司空见惯的社会现象。黑眼圈并不是普通人的"专利"，镁光灯下颜值巅峰、耀眼靓丽的明星亦难逃脱黑眼圈的宿命。

熊猫眼，辣眼睛

虽然黑眼圈对人体生理功能的影响不甚显著，但会给旁人留下宿醉、疲惫、抑郁、萎靡等印象，对于学习、工作和生活可能造成不必要的困扰。

看似寻常、司空见惯的黑眼圈，其实大有学问，医学上分为以下三类。

1. **色素性黑眼圈**　临床上最为常见的类型，以眼眶周棕灰色弧形皮肤为表现，伴随熬夜、疲惫而加重。此类型黑眼圈的特点为当牵拉下眼睑的皮肤时，棕灰色的色沉区会随之伸展，但不会变淡。长期日光暴晒、眼部外伤、手术等因素，都会导致色素性黑眼圈的形成。

2. **血管性黑眼圈**　以下眼睑内侧皮肤紫色，伴突显的蓝色血管为临床表现。此类型是由于眼睑部皮肤极薄、缺乏皮下脂肪，使得局部血管极易显现所致。

3. **结构性黑眼圈**　泪槽形成、眼部浮肿、下眼睑皮肤松弛等都会导致此类黑眼圈的形成。随着年龄的增长再加上日光暴晒，原本松弛的眼周皮肤会在下眼睑形成黑色阴影样外观，晨起、夜间睡眠时表现明显。

黑眼圈，是多因素作用下，日积月累的产物，真皮下黑色素沉积、眼睑松弛浮肿、局部皮肤干燥等因素都会诱发、加重黑眼圈。

拿什么拯救你？我的"熊猫眼"

黑眼圈的治疗需根据所属类型量身定制。因为色素性、血管性、结构性三种类型的黑眼圈形成原因不同、临床表现有差异，故在治疗原则上亦各不相同。色素性黑眼圈以局部色素脱失为治则；血管性黑眼圈以去除眼睑处显露的血管为治则；结构性黑眼圈以改善异常皮肤结构为治则。

"熊猫眼"的必杀神器

古人曰："上医治未病。""未病先防，防微杜渐"才是明智之举！

1. 作息起居规律，保证足够睡眠，远离烟酒制品。

如何快速消除熬夜后的红血丝？

2. 注意用眼卫生，避免用眼疲劳，定时做眼保健操放松眼睛。

3. 保持膳食平衡，摄入足量的维生素A和维生素C，改善眼周血液循环。

4. 加强眼部皮肤保湿，选取合适的眼霜，配合正确的按摩手法，减少眼周细纹。

5. 热敷眼周，可在工作间隙或每晚睡前10分钟，以熟鸡蛋剥壳或蒸汽眼罩热敷眼部后，配合按摩四白穴、睛明穴和太阳穴，帮助舒缓眼部肌肉、减少色素沉着。

生活不只有梦想！
还有熬夜和"熊猫眼"，
在拥抱未来、逐梦前行的同时，
各位，
亦要兼顾颜值，
拒绝黑眼圈，
挥别熊猫眼，
做一位俊美的成功人士！

（吴闽枫　李福伦）

六、高跟鞋——美丽的"陷阱"

女人爱美是天性，爱美的女性又怎么能少得了高跟鞋呢？高跟鞋不仅能增加女性的身高，使双腿显得更加修长，还可以使女性的胸部与臀部突出，显示出女性的曲线美，使站、立、走的姿势与形态更加优美，提升了个人的气质，让女性变得更加自信。

但是，在靓丽身影的背后，长期穿高跟鞋也有很多危害之处，下面来和广大爱美的女性同胞们聊聊这些美丽的"陷阱"。

1. 对足部的影响　许多靓丽的高跟鞋鞋头都比较尖而窄，所以很容易挤压足趾导致姆囊炎的发生，也容易发生姆外翻，尤其是对那些有姆外翻家族史的女性们来说。长时间穿着高跟鞋还会导致足底跖筋膜炎症甚至跖筋膜挛缩，严重影响足部的正常功能。

2. 对踝关节的影响　穿了高跟鞋后，踝关节对路面高低的应变能力会明显下降，更容易扭伤。后跟越高的鞋子，越容易造成踝关节扭伤，而且扭伤的程度也会随着高度的增加而加重。

3. 对小腿肌肉的影响　高跟鞋站立行走时比较费力，所以小腿的肌肉长时间处于绷紧的状态。久而久之，会导致小腿的肌肉短缩，肌腱增厚，这种对小腿肌肉的伤害是永久性的、不可逆的，会影响腿部纤细的外观和行走奔跑的速度。

4. 对膝关节的影响　越来越多的研究表明，由于高跟鞋行走时整个足底受力不均匀，身体的重量不能按正常途径传导至足部，膝关节的负荷明显增加，会加速膝关节的退变。

5. 对腰椎的影响　高跟鞋使人的重心落在前脚掌上，骨盆为了适应而同样往前倾斜，所以会造成屁股上翘的效果，而腰椎则会过度前曲。虽然外观上会凸显女性"前突后翘"的曲线美，但是也破坏了正常脊柱生理弯曲的稳定性，加速了腰椎的退变。因为这种损害的发生和发展都比较缓慢，所以很容易被人们忽视，但是长此以往就会被"腰酸背痛"所困扰。

衷心希望爱美的女性朋友们在爱美的同时也能更多地关爱自己的身体，在追求身体美的同时也要注意我们的健康美。

（居宇峰）

七、真的是母肥儿壮吗

大兰是远郊区的农民，3 年前生了一个女儿，由于祖上三代单传，想要个儿子，于是再次怀孕。这次怀孕跟以前大不一样，早妊反应不明显，能吃、能喝、能睡，没感到什么不舒服。尤其到了孕中期，全身的肉和腹中的孩子猛长。乡里乡亲的都说她就像变了个人似的，看上去和相扑运动员差不了多少，肚子也显得特别大。不少人劝她早点到医院看看，是不是怀上双胞胎了？

大兰也觉得这次怀孕的确和上次不一样，肚子里的孩子不但动得早、动得劲儿大，而且动得特别欢，动得厉害时她必须立即停下手里的活，动弹不得，她琢磨着这次怀上的一准儿是个男孩，心里美滋滋的，并没有到医院去检查。

怀孕 36 周时，大兰已经笨拙得动弹不了了，这一周她的感觉也不怎么好，茶饭不思，神情倦怠，两条腿肿得很厉害，有时还感到头晕。更令她不安的是腹中的孩子也不怎么动了，家人担心大兰的健康和孩子的安危，先是去了县医院，又被转诊至省城的大医院。

产科医师接诊了她，身高 1.60m 的大兰，体重竟达 95kg，够得上重度肥胖了。大腹便便，子宫的高度已紧紧被挤压到胸骨柄下的剑突，腹围严重超标，胎儿双顶径达到 11.6cm，胎心快慢不均，胎动明显减少。住院后，医生为她做了空腹血糖、餐后血糖、糖化血红蛋白、口服糖耐量试验和胰岛素释放试验，肝、肾功能，血脂，血、尿、便常规，眼底镜检查，以及 B 超和胎心监护等多项检查，临床诊断为妊娠期糖尿病、高脂血症、肥胖症、胎儿宫内窘迫。产科、内分泌科、新生儿科专家会诊，共同制定了治疗方案，剖宫产终止妊娠，同时下达母子病危通知书。

健 康 智 慧

1. 大兰怀孕后，自认为生孩子不是什么了不起的事，既不到医院检查，也不建档，结果怀孕 36 周，便出现恶心、呕吐、倦怠、头晕、下肢肿胀等糖代谢异常、酮症酸中毒的症状表现，且

超重和消瘦的妈妈，你们孕期要小心了！

间断出现胎儿宫内缺氧现象。为了母子安全，专家组决定积极治疗，在改善一般情况的同时，尽快行剖宫产终止妊娠，使胎儿尽早脱离宫内缺氧。5.5kg 重的巨大儿，刚刚出生不久便出现了低血糖，入住新生儿科，大兰也因腹壁伤口脂肪液化，延期愈合。

2. 吃得好、动得少，是现代人的通病，由此导致的肥胖以及因肥胖而导致的疾病，比比皆是。有资料表明：全球范围内，"胖死"的人比饿死的人多。富起来的人们，更应当科学地安排自己的生活，合理膳食、适量运动、控制体重、戒除不良习惯，不断提高生活和生存质量，实现我们的健康梦。目前，全球已有共识，调整行为和习惯可预防 100% 的成瘾性疾病、90% 的糖尿病、80% 的冠心病、55% 的高血压、33% 的恶性肿瘤。调整行为和生活习惯，不需要成本，收益又很大，何乐而不为！

3. 我们应当努力将自己的体重控制在正常范围内，避免超重、杜绝肥胖。在我国比较公认的计算标准体重方法：男性身高（cm）－105（cm）＝标准体重（kg）或 [身高（cm）－100（cm）]×0.9＝ 标准体重（kg）；女性身高（cm）－110（cm）＝标准体重（kg）。实际体重超过标准体重的 10% 为

超重，超过 20% 为肥胖，超过 30% 为轻度肥胖，超过 30%～50% 为中度肥胖，超过 50% 为重度肥胖，低于 10% 为偏瘦，低于 20% 为消瘦。

4. 妊娠期糖尿病通常有两种情况，一类是在原有糖尿病的基础上，怀上孩子，临床称之为糖尿病合并妊娠；另一类是原先没有糖尿病，怀孕后伴发糖尿病，称之为妊娠期糖尿病（本文女主角大兰属于后者）。有糖尿病的孕妇中，90% 以上为妊娠期糖尿病，且大多数患者分娩后可恢复正常，但将来罹患 2 型糖尿病的概率将大大增加。造成孕妇糖尿病的临床过程复杂，对母儿均有较大的危害，必须引起足够的重视。

5. 糖尿病孕妇极易出现巨大儿，即新生儿体重 ≥ 4000g，其发生率高达 25%～40%。这是因为孕妇血液中葡萄糖含量升高，通过胎盘进入胎儿的血液循环，而母体胰腺分泌的胰岛素又不能通过胎盘到胎儿的血液循环中，致使胎儿较长时间内处于高血糖状态，刺激胎儿胰岛 B 细胞增生，分泌大量的胰岛素或胰岛素样生长因子，促进氨基酸的活化与转运系统，促进脂肪、蛋白质的合成，并抑制脂肪分解作用，使胎儿体内脂肪堆积，形成巨大儿。胎儿体重虽然大，机体的各项功能并不完善，一旦脱离母体的高血糖环境，极易出现低血糖、肺部感染等问题，且给日后成长为肥胖儿、成人高血压、高血脂、高血糖等疾病埋下隐患。

6. 倘若妊娠早期母体即出现高血糖，其危害更大，尤其是发生微血管病变时，胎盘血管极易出现病变，常常抑制胚胎发育，导致胎儿生长受限、流产的发生率达 15%～30%，早产发生率 10%～25%，死胎、死产等的发生率显著增高，胎儿畸形的发生率为正常妊娠的 7～10 倍。产褥感染概率也显著增高。发生妊娠期高血压疾病的可能性增高 2～4 倍；羊水过多的发生率增高 10 倍；因胎儿巨大引起的难产率也明显增高，感染、手术产产伤、产后出血等是妊娠期糖尿病主要的也是十分严重的并发症。

孕前、孕期、产后，都应严格控制体重，所谓的母肥儿壮是没有科学道理的。

小贴士

怎样防治怀孕时太胖

1. 妊娠初期可适当吃点脂肪和糖类等高能量食物，中、后期要控制脂肪和高蛋白食物的摄入，多吃蔬菜、水果及脂肪含量少的食物，保证饮食多样化。

2. 健康的孕妇适当从事一些家务活动，积极参加户外活动，散散步、做做保健体操，这样有利于新陈代谢，使能量积累与消耗达到平衡。

3. 孕妇多吃盐会诱发肥胖，增加心、肾负担，不利于母婴健康，每日食盐摄入量应控制在 6g 以下。

4. 适当地补充微量元素及维生素，有利于机体代谢正常及能量的合理分配与消耗，因此，孕妇应适当增食一些富含钙、锌、维生素 C 及 B 族维生素的物质。

（郭述真）

八、一孕傻三年，是真还是假

相信任何一位女性，对"一孕傻三年"这个说法都不陌生。许多怀孕生产过的妈妈都会信誓旦旦地告诉你，这句俗语是千真万确的。导致那些准备怀孕的女性也不免犯嘀咕："怀孕会让人变傻，这太可怕了吧？"甚至还有研究说，怀孕会让女性部分脑区的灰质体积缩小，这难道不就是"一孕傻三年"的直接证据吗？

一孕傻三年，到底是真还是假

作为一名医生，我同时也是一名父亲。我陪伴妻子经历了怀胎十月与哺育孩子的过程，掏心地说一句话："女性真的很伟大。"怀孕生产是女性个体生命的大事件，要知道，这是在孕育一个新生命。孕妇在怀孕期间需经历诸多磨难，令人敬佩。拿雌二醇来说吧，这种有助于胚胎发育的激素，怀孕晚期孕妇体内雌二醇浓度是未怀孕女性体内最高水平的 30 倍之多。

经历过怀孕生产的妈妈，大脑结构的确有变化，这是最新一项研究的发现。2016 年年底，来自荷兰与西班牙的研究团队在世界顶级学术期刊发表了一项有趣的研究报告。他们通过对比女性怀孕前后的大脑影像学特征，历时 5 年多的研究，发现怀孕的确会使部分脑区的灰质体积缩小。

面对这样的结果，一般人的直接反应是，灰质的体积都变小了，这不是赤裸裸地表明怀孕会使人"变傻"吗？一项科学研究结果，最怕的就是肤浅、通俗的过度解释。事实上，科学家对这些孕妇的行为测试表明，她们的言语和工作记忆都没有受到影响，根本没有发现怀孕使认知能力减弱的现象。也就是说，这项研究并未证实"一孕傻三年"这种说法。

结构变化的大脑，对怀孕生产的妈妈意味着什么

进一步分析表明，那些变小的灰质能够很好地用来预测未来妈妈与宝宝的亲密程度。往细里说，灰质体积减小越明显，妈妈与宝宝的关系就越亲密。换句话说，这项研究从影像学上证明了，女性的大脑会为自己的下一代事先准备好，旨在更好地理解宝宝的需求，为母婴关系的建立打下根基。反映到具体的生活场景里，妈妈们会对宝宝的哭声、情绪变化更敏感，这样才能更好地保护孩子的安全。

如此看来，该项研究作为"一孕傻三年"的科学依据是不足的，但很多女性在生活里却有着更深切的实际体验，表示自己记忆力不如生育前。从心理学的角度看，与其说是"一孕傻三年"，不如说是"带娃晕三年"。从生下宝宝那一刻起，妈妈就需要投入更多的精力来照顾他们。因为刚出生的婴儿完全没有自主行动能力，吃、喝、拉、撒必须靠双亲照顾。他们需要学会站立与行走，学会语言交流能力。这一切的背后，含辛茹苦的妈妈们肩负了很重要的哺育任务。其中最直接的一个变化，就是自从有了娃，妈妈便很难睡好觉。从医学上来说，这相当于长期慢性的"睡眠剥夺"。睡眠剥夺会影响人们的学习能力，当夜间睡眠深度和时间不足时，注意力和集中度会下降，让我们无法更准确地对信息做出反应，甚至容易做出错误判断。久而久之，睡眠剥夺还会使个体的情绪变得糟糕，而负面的情绪状态的确会影响人们获取与记住新信息的能力。

此外，产后1年的妈妈，在养护子女上投入的精力最大。这会使妈妈与社会产生轻度的分离感。当她们重新回到原来的工作岗位时，面对多重的任务和较大的压力，她们的适应能力可能会受到一定影响。然而，经过一段时间的再适应和调整后，她们的表现与其他人几乎是相当的。

不可忽视的是，"一孕傻三年"是约定俗成的观点，容易使人产生心理暗示，"种植"在许多女性的内心，成为一块"心病"。杨百翰大学心理学家迈克尔·拉尔森认为"一孕傻三年"之谜之所以解不开，正是因为女性会选

择性寻找支持这一观念的那些证据。例如，一名孕妇出门忘记带钥匙，她可能会责怪自己怀孕导致大脑变笨，而不考虑具体的情境和忘记原因。这也正像我在《健康流言终结者》一书的序言所写的，"人们总是基于自己的偏好而非事实本身的对错来选择并坚持自己认为正确的信息或观点"。

总之，目前并没有科学依据表明"一孕傻三年"，也希望这句俗语不再成为人们的"心病"。

小 贴 士

◇ 早睡早起，做胎宝宝的乖妈妈。

◇ 倒掉你的苦水，给胎宝宝减轻压力。

◇ 写日记，送给未来宝宝一份见面礼。

◇ 腹式呼吸法，轻松迎接宝宝到来。

（薄禄龙）

九、小心！别得"手机综合征"

当下，手机已成为我们日常生活中最重要的一件生活物品，衣、食、住、行以及娱乐、学习都离不开它。但是，随着我们对手机的依赖程度越来越高，"手机综合征"正悄然而至，来到我们的身边。

"手机综合征"主要表现为以下几个方面。

1. **损害视力** 长时间地玩手机会严重损害我们的视力，手机发出的明亮光线比起读书、看报更容易使眼部肌肉疲劳，尤其在黑暗的环境。但是，手机里的视频、图片和游戏等内容往往引人入胜，使我们感觉不到视觉疲劳的存在，长此以往，会严重损害我们的视力，使近视和散光的发生率越来越高，发生年龄也越来越小。

2. **损害颈椎** 长期低头看手机会严重损害我们的颈椎，长时间保持低头看手机而不注意活动颈椎的话，会加速颈椎的退化。

不少年轻的患者来就诊时就已经有颈椎生理曲度变直的问题了，这是颈椎退变的严重警告信号。更有甚者，年纪还很小就已经有严重的颈椎病了，头晕、手麻以及颈肩部僵硬，像老年人的颈椎一样。家长急着找医生想办法，可是"事"到如今已经没什么好办法了，只剩手术解除压迫症状这一条路了。

3. **手指腱鞘炎** 手指长期滑动触摸屏和按键，反复高强度的机械操作会导致肌腱劳损及腱鞘炎的发生，引起手或腕关节的肌腱走行处疼痛。春节期间就有不少患者因为抢红包等原因，过度使用手机而来就诊。如果长期不注意的话，会使症状加重而导致腱鞘囊肿、狭窄性腱鞘炎等疾病，严重影响生活、学习和工作。

除此之外，长期沉迷于手机游戏、小说或视频等会导致神经衰弱、神经官能症、内分泌失调、失眠等一系列的问题，对健康造成危害，严重影响生活质量。

所以，为了您和家人的健康，请合理适度地使用手机，常出去锻炼、健身，让自己的生活更丰富多彩。

（居宇峰）

十、你不知道的"减肥"真相

"吃多少消耗多少"，体重才保持不变吗

以前我们以为，吃下去多少卡路里，然后消耗相同的卡路里，人就不会变胖，但其实不是这样。身体是一个复杂的机器，接受吃进来的能量，使用储存的能量，在各种激素和化学反应的作用下，碳水化合物、脂肪、蛋白质在体内相互转化，使身体的不同部位或消耗葡萄糖，或储存脂肪，当脂肪太多的时候，有应急预案来处理；当葡萄糖太多的时候，也有办法来处置。所以，身体不是一个直的水管，进来多少能量，然后出去同等能量，两者抵消。美国一项持续了 30 年对人的能量代谢的研究结果显示：30 年间，人们每天多吃 570 卡路里（1cal=4.184J）的食物，按照能量进出平衡的理论，平均每人应增长 216kg，但实际上这种情况并没有发生，所以并不是"吃多少消耗多少"，与原来所想不同。

你以为运动在熊熊燃烧卡路里，但真的未必烧了那么多

低强度的运动对身体的好处是肯定的，如增加心肺功能、增加肌肉活力等，但是，它燃烧的卡路里并不是很多。散步1小时消耗的能量等于1个苹果的能量。跑步机上显示跑步消耗的能量，还包括了基础代谢量，看起来消耗了100卡路里，其实跑步所消耗的能量并没有这么多。

对于我们普通人，能量的消耗主要在"基础代谢"

基础代谢就是躺着不动，每天维持身体基本运作所需要消耗的能量。其实，我们消耗的大多数能量都是靠基础代谢。但是每个人的基础代谢率都不同，一般来说，肌肉多，基础代谢率就高，换句话说，肌肉多的人，坐着不动，也会有能量在熊熊地燃烧，而肌肉少的人，就只能消耗比较少的能量。

节食能减肥，但很可能反弹得更厉害

也许你已经有这样的经历了，通过节食可以短期内达到减肥的目的，但是一不小心，就会反弹成更胖的胖子。就像上面说的，身体是一个复杂的机器，在节食期间，身体的各种激素和化学反应都会发生变化，当节食结束后，这种变化并不能回到节食前的状态，一旦吃的食物已经回到了以前的状态，通常来说，会迅速地长回来，并且更胖。

到底应该怎么办？安心地吃，有质量地动

节食不是一个明智的选择，虽然可以短期内瘦一点，但是改变了身体这个机器的运作方式，一旦不注意，还是很有可能胖回来的。因此，该吃的时候还是要吃。

肌肉更多，才可以有更高的基础代谢率，也就是你不动，也能哗哗地燃烧能量，所以，提高肌肉的比例是个聪明的做法。

有氧运动和无氧运动配合，使肌肉更多地被动员起来，改善体内的激素和化学反应模式，可以试试HIIT训练方法（高强度间歇训练）。

（朱珍妮）

第 **8** 讲

懂养生会调护，
疾病自然远离你

一、春季花茶养生

春季鲜花绽放，芬芳诱人，古人素以食花养生。宋代大文学家苏东坡采集松花、槐花、杏花入饭共蒸，密封数日成酒，并挥毫作歌曰："一斤松花不可少，八两蒲黄切莫炒，槐花杏花各五钱，两斤白蜜一起捣，吃也好，浴也好，红白容颜直到老。"此歌道出了食花养生之功效。

鲜花营养成分丰富

鲜花营养成分丰富，如人们熟悉的南瓜花，每 10g 含蛋白质 1.4g、脂肪 0.3g、钙 39mg、磷 63mg、铁 2.5mg、胡萝卜素 0.62mg、核黄素 0.1mg。此外，鲜花还含有多种生物活性物质，如酶、激素、芳香物质和黄酮、类胡萝卜素等物质，尤其是鲜花中的花粉，已被科学家证实含有多种物质，包括 2 种氨基酸、14 种维生素和丰富的微量元素。现代科学研究已证明，特定状态的微量元素是维持健康和防病、治病的必要条件之一，微量元素是中药归经和药性的物质基础。

药食同源的鲜花可以调理体质、养生保健、预防疾病。春季可食用的有白玉兰、玫瑰、月季、紫薇、梨花、中国杨花、金银花、槐花等。鲜花制作点心大多是采用盛开的花朵，有的可趁新鲜直接入锅，有的最好先初加工一下，主要是清洗、沥干、糖渍、盐腌或水焯。牡丹、月季有调经活血之功；合欢花可助安睡；刺槐花凉血止血，清肝降火；梨花生津润燥，清热化痰。许多鲜花内还含有芦丁，能增加毛细血管韧性，主治血热妄行所引起的吐血、崩血、血瘤及大肠火盛或湿热瘀结所导致的肠风、痔血、便血等疾病。

春季推荐的食疗鲜花

1. 密蒙花

功效：密蒙花味甘、性凉，归肝经。可显著改善中重度女性更年期干眼症的症状和体征。密蒙花富含黄酮类化合物，其与内源性雄激素结构相似，均为杂环多酚类化合物，能发挥雄激素样作用。目前，密蒙花在干眼症及糖尿病视网膜病变中的应用已有深入的实验研究，同时有降低血糖、抑制新生血管形成、抑制细菌生长和抗炎等作用。目疾属阳虚内寒者慎服。

密蒙花茶制作方法：干燥花或花蕾 5g，绿茶 1g，加水 350ml，煎煮 3 分钟，过滤后，加蜜糖 25g 调制而成。

2. 白梅花

功效：白梅花又称绿萼梅，始载于《本草纲目》，微酸、涩，无毒，具有疏肝和中、化痰散结之功效，用于治疗肝胃气痛、郁闷心烦、梅核气、瘰疬疮毒等症，理气而不伤阴。清代曹廷栋曾将"梅花粥"列为上品，称"绿萼梅花，雪水煮粥，解热毒。"现代药理研究显示，白梅花具有抗氧化、抗血小板聚集、防止黑色素沉积、抗抑郁等作用。

白梅花粥制作方法：取白梅花 5 ~ 7 朵，摘下花瓣，用清水洗净待用。将 50g 粳米洗净放入锅中煮至米熟成粥，加入白梅花、适量白糖，略沸即成。

3. 玫瑰花

功效：甘、微苦、温。归肝、脾经。行气解郁，和血，止痛。用于肝胃气痛，食少呕恶，月经不调，跌扑伤痛。玫瑰花中含有 300 多种化学成分。其中富含蛋白质、脂肪、淀粉、多种氨基酸及维生素，还有丰富的常量和微量元素等人体不可少的营养成分，具有排毒养颜、行气活血、开窍化瘀、疏肝醒脾、促进胆汁分泌、帮助消化、调节机体之功效。

玫瑰花茶制作方法：平时取干玫瑰花 6 ~ 10 片，放入茶杯中，冲入热水，即可饮用，也可配上两颗大枣，更能增添几分甜香，又添滋养气血之功。玫瑰花茶的适宜饮用条件为浸泡 10 ~ 20 分钟，浸泡 1 ~ 2 次。

4. 茉莉花

功效：茉莉花在各种花草茶中，香气最为醇厚，是春季饮茶之上品，有"祛寒邪、助理郁"的功效。现代药理研究显示，茉莉花具有降脂减肥、防衰老、抗氧化、提高免疫功能、抑菌抗菌、抗抑郁、降血糖、保护肾功能、抑制癌细胞活性等作用。将茉莉花茶沏开，且将水沥去后，口嚼茶叶，茶末吐掉，可治咽喉炎。

茉莉花药枕制作方法：将泡饮后的茶渣晒干，加少量干茉莉花拌匀并装入枕头作药枕，可降火、降压、清热明目，适用于头目眩晕、神经衰弱等症。

5. 金银花

功效：金银花性味甘寒，具有疏散风热、清热解毒、消肿止痛之功效。因春季风气善行，易致人外感风邪，金银花露可缓解春季常见的上呼吸道感染、扁桃体炎、流行性感冒、牙周炎、肠炎等病症，早期使用即有缓解之效。现代药理研究发现，金银花有抗病原微生物、抗炎、解热、抗过敏、兴奋中枢神经、抗内毒素、降血脂、提高免疫功能、保肝、利胆等多种作用。金银花药性偏寒，不适合长期饮用，脾胃虚寒及气虚疮疡见脓清者忌服。

金银花露制作方法：金银花的花、叶加水，先用猛火后再用小火蒸30分钟，滤出汤汁加冰糖后饮用。功效：清热、解暑。

鲜花食用注意事项

1. 并非所有的花均可食用　有些花卉的花朵、枝叶或花粉含有对人体有害的毒素，如曼陀罗、夹竹桃、一品红、虞美人、郁金香、铃兰、五色梅、凌霄等，误食后会引起不同程度的中毒现象，因此，不要随意食用任意花卉。

2. 每种鲜花性味不同，人体体质也有差异　每个人的体质有虚、实、寒、热之分，建议先分辨体质再选择正确性味的鲜花食用。如金银花（又名双花）具有清热解毒、消肿止痛的功效，但脾胃虚弱者则不能常用。红花具有活血化瘀的作用，如果用法不当，会造成经血不止或心脑血管疾病等，尤其是孕妇服用后可能会导致流产。

3. 对健康可能有影响　鲜花与花茶虽然具有一定的保健作用，但我们也应同时注意到花茶中的重金属对人体健康可能存在的影响。在饮用前，为避免摄入过多的重金属，应该先进行洗茶，即饮茶时应舍弃第一泡茶。茶叶也不应浸泡太长时间，尤其是不应饮用过夜的茶汤。在专业人士指导下，正常食用鲜花和饮用花茶不会对健康产生影响。

（方　泓）

二、黄梅时节话养生

芒种前后我国长江中、下游地区雨量增多，气温升高，空气非常潮湿，天气异常闷热，器具和衣物在此期间容易发霉，一般人称这段时间为"霉"雨季节。

由于此时的天气越来越热，蚊虫滋生，容易传播疾病，所以五月又被称为"百毒之月"。农历五月五日的端午节，这一天的干支虽不一定是午，但人们还是称其为"重午"。双午重叠，被当作一年里阳气最盛的日子。

我们的祖先早在几千年前就认识到了"天人合一，顺应四时"的养生法则，非常讲究季节变换、节气交替过程的养生策略，结合现代科学的食疗理论及锻炼方法，使读者能够轻松掌握合理饮食、起居，以及有益健康的方法。

起　居

在芒种节气中，老年人或小孩不要贪凉而露天睡卧，不要大汗期间裸体吹风，不要过量吃鸡肉、羊肉等会生火助热的食物。饮食宜清谈，心情宜恬静，所谓"心静自然凉"。

暑天感冒俗称"热伤风"。夏季天气炎热，为了散发体内的热量，人体皮肤的血管和汗腺毛孔扩张，出汗很多，入睡时容易使身体受凉而感冒。暑天感冒病情较轻，一般无发热及全身症状，或仅有低热、头痛、全身不适等症状。病情较重的常有高热，而且出汗后热不退，并伴有头痛、身重如裹、全身酸懒、倦怠无力、口干但不想喝水、小便黄赤、舌苔黄腻等症，有些患者还会出现呕吐或腹泻等表现。空调病其实也是属于热伤风一类的疾病。

夏天蚊子特别多，往往也是造成人们得病的重要原因之一。驱除蚊子的方法，除了加强生活区域的清洁卫生以外，自身的起居生活也很重要。大蒜可有效驱蚊，因为蚊子不喜欢大蒜味。黄昏前可在室内摆放一两盆盛开的茉莉花、米兰花或玫瑰花，尤其是夜来香，因蚊子不能忍受这些花的香气，所以能起到驱蚊效果。由于蚊子害怕红色的光线，所以夏季卧室中可使用橘红色的灯光照明。

饮　食

夏季酷热多雨，暑湿之气容易乘虚而入导致疰夏、中暑等疾病。疰夏主要表现为胸闷、胃纳欠佳、四肢无力，精神萎靡、大便稀薄、微微发热、嗜睡、汗多、日渐消瘦等。在夏令之前，可服补肺、健脾、益气之品，并少吃油腻厚味，减轻脾胃负担；进入夏季，宜服芳香化浊、清解湿热之方，如每天用鲜藿香叶、佩兰叶各 10g，炒麦芽 30g，水煎代茶饮。如果出现全身明显乏力、头昏、胸闷、心悸、注意力不能集中、大量出汗、四肢发麻、口渴，恶心等症状，则是中暑的先兆，应立即将患者移至通风处休息，可以给中暑患者喝些淡盐开水或绿豆汤，若用西瓜汁、芦根水、酸梅汤则效果更好。

不管天气如何闷热潮湿，心静自会凉，先睡心，后睡眼，定能安度暑湿天。

（许　良）

三、仲秋养生，饮食为要

仲秋为秋季的第二个月，即农历八月。我国古籍《春秋繁露·阴阳出入上下篇》中说："秋分者，阴阳相半也，故昼夜均而寒暑平。"秋分日居秋季 90 天之正中，平分了秋季，为仲秋，民间称中秋。

民谚道："白露身不露，寒露脚不露"。这时不宜再赤膊短裤，宜穿长衣、长裤、短袜子了。进入此节气后，我国大部分地方气温将明显下降，如农谚所言"吃了寒露饭，单衣汉少见"。北方秋天气候的主要特点是干燥和日暖夜寒。而在南方则暑气尚未完全退尽，属中医"长夏"的湿困闷热日正逐渐过去，将要迎来干燥的日子，因此，此时的养生汤品既要考虑到消暑湿、除烦闷，亦要考虑到夏日暑热将尽，人们从耗气伤津到体倦少气了。

仲秋养生，饮食为要。饮食对人体具有滋养作用，因此本身就是一项重要的保健预防措施。合理安排饮食可保证机体的营养，使人体的五脏功能旺盛、气血充实。在秋季养生中，特别是在节气变更时，得考虑到秋季的气候特点——干燥，也就是人们常说的"秋燥"。燥邪伤人，容易耗人津液，而出现口干、唇干、鼻干、咽干及大便干结、皮肤干裂等症状。该节气最适宜的食疗方——莲子百合汤（莲子、百合），清润肺燥，止咳消炎。预防秋燥的方法很多，可适当地多食用一些富含维生素的食品，也可选用一些具有宣肺化痰、滋阴益气功效的中药，如人参、沙参、西洋参、百合、杏仁、川贝母等，对缓解秋燥多有良效。最适合秋天食用的肉类是鸭肉。大枣、枸杞子、百合、红薯为秋补四宝。另外，芋头、藕、红薯、卷心菜是秋补的素食四宝。还有一些蔬菜水果，如茄子、白萝卜、冬瓜、南瓜、丝瓜、油菜、菠菜、苋菜、柑、苹果、梨、栗子、橙子、蘑菇，都适合秋天食用。

仲秋过后，天气日渐凉冷，膏方调理，又入当令。

（许　良）

四、冬令进补——膏方您要懂得

寒风凛冽，冬季来到，各个中医医院都开始了膏方门诊的预约，也就是进入了中医所谓的冬令进补时节。中医为什么提倡冬令进补，这是根据大自然的气候变化决定的。冬主收藏，自然界的阳气收敛，生机潜藏，人体顺应自然界的变化，将各种营养物质藏于体内，此时进补不失为一种好方法。

中医理论认为，冬季是传统的进补季节，冬季属水，肾脏主水，肾水不足则不能滋养五脏六腑。因此，冬季是补肾的最佳季节。但是补肾应因人、因病而宜，不可人云亦云，盲目跟风。中医补法有很多，不仅有食疗药膳，还有膏方滋补。不少人在这个时候想要补补肾，特别是有肾病的人群，更希望通过冬季补肾能进一步改善肾脏功能，从而延缓肾病病程，增强体质。然而无论是食疗、药膳，还是膏方，进补的时候一定要注意以下几个问题。

不同体质要有不同进补方药，也就是辨证进补

补之前，首先要辨证，是阳虚还是阴虚体质，抑或是气虚体质。阴虚者宜养阴，用太子参、西洋参、鲜石斛、麦冬等，忌温阳、壮阳，不可用附子、红参、肉苁蓉等温阳之品，否则会加重阴虚火旺之象，容易上火，进一步耗伤阴津，使阴虚更甚。而阳虚者，可以适当吃点红参、肉桂、仙灵脾等；气虚者宜用黄芪、党参、白术、茯苓、山药等；腰酸者可加牛膝、川续断、杜仲、炒狗脊等。注意，不是一说到补肾，就要壮阳。虽然肾阳为一身阳气之根，温肾壮阳确实是补肾的一大方法，但是，每个人的体质不同，并

非个个都需要壮阳，要辨证施补。因此，不能自己到中药店去随便买一瓶补药药膏，而是要在医师指导下针对自己的体质合理服用。

睡前服用更易吸收

进补时间的选择也很重要，大多数人因为要上班，都会选择上班前空腹食用补品、补药。其实晚上睡前服用更合适，因为吃完补药之后睡觉，身体不再运动了，会更便于吸收，将精微物质储藏在体内，符合"藏"的原则。

天气越冷补的疗效越好

古人为什么要选择冬季进补？这是因为夏季阳气升发，补药的精华也容易散发出去，即便补了，利用率也比较低。而冬季阳气收藏，补药的精华更易于储藏在体内。所以，在刮风下雪、冷空气来临时，最适合进补。

食欲欠佳、腹泻时不宜进补

膏方虽好，但也要机体能够吸收才有效。所以，如果最近一段时间出现胃口比较差、没有食欲、舌苔厚腻的情况，则不宜进补，因为即使补了也不容易被脾胃吸收。还有，出现急性或慢性腹泻时，都不宜进补，因为此时进补会影响肠道吸收。遇到这种情况，建议先调理肠胃，健脾和胃，使胃肠消化、吸收功能正常了，进补才有效果。

中医的肾虚不等于西医的肾病，
要根据中医症候选择适合的进补人群

补法，尤其是补肾，是针对肾虚人群而言的，但中医所说的肾虚，与现代医学的慢性肾炎、慢性肾衰竭、肾病综合征等并不是同一个概念。尤其是慢性肾衰竭患者的血肌酐较高，一般不适合进补，如果要用膏方，也要在专科医师指导下进行。我们一般的膏方中包含的补药大都是血肉有情之品，蛋白含量比较高，如鹿角胶、阿胶等，而有的肾病患者对蛋白质的摄入量是有限制的，不能盲目进补。

所以，了解了膏方应用中的这些细节问题，在进补的时候才能有的放矢，取得更好的效果。

（何立群）

五、预防春节病，如何健康吃

春节，是中国人最为期盼和重视的节日。一说到春节，大家首先想到的就是走亲访友，觥筹交错，享用美酒、佳肴，共同辞旧迎新。

然而，每年春节，有些人却不得不在医院里度过。他们往往因饮食不当，得了所谓的"年节病"，给欢乐祥和的年节气氛添上了不和谐的音符。

年 节 病

1. **消化系统疾病**　暴饮暴食之后极易出现各种消化问题，急性胃肠炎、急性胆囊炎、消化性溃疡合并出血，甚至急性胰腺炎，轻者不能正常进食，重者会危及生命。特别是儿童和老年人更易发生。

春节期间如何防范儿童安全隐患？

2. **慢性疾病急性发作**　原有糖尿病、高血压、冠心病、痛风、慢性肾功能不全等慢性疾病患者，因节日聚会兴奋、饮食不节、作息紊乱，容易造成血压、血脂、血尿酸、血肌酐及血糖的上升，甚至诱发痛风、心肌梗死、脑卒中等疾病的发作。

3. **酒精中毒**　每年春节，因饮酒过量而乐极生悲送到医院急诊室抢救的事件屡见不鲜。过量饮酒，轻者步态不稳，重者出现昏迷，尤其是原有心脑血管、消化系统及肝肾疾病患者，容易诱发溃疡出血、脑出血、胰腺炎、肝肾功能不全甚至衰竭，严重者可致命。

节日饮食十宗罪：①饭少菜多；②细多粗少；③荤多素少；④红多白少；⑤过量油脂；⑥口味较重；⑦饮料多甜；⑧饮酒过量；⑨零食过量；⑩暴饮暴食。

怎样吃更健康

1. **掌握原则**　1/3 素菜，1/3 荤菜，1/3 半荤半素菜。

主食：过年的餐桌上，往往大鱼大肉多，主食少，即使有主食，也是八宝饭、煎饺这类高油、高糖的细粮，很少看到粗粮、杂粮、薯类等食物。其实，改良一下，把粗粮、豆类做成美食，就可以吃得很健康了。不妨把节日主食换成用粗粮和豆类制作的各种点心小食，如紫米粥、八宝粥、桂花红豆粥、豌豆糕等。需要注意的是，这些食品当中不要加入过多的油、糖和盐。当然，或者可以直接来一个粗粮拼盘，包括玉米、南瓜、红薯、紫薯、芋头、荸荠等，这也是很健康的。

荤菜：节日的肉类往往红肉多、白肉少。建议节日餐桌上，优先选鱼、虾等水产类，鸡、鸭、鸽子等禽类食物。如果选红肉，牛肉的脂肪含量比猪肉低50%，两者相比，可优先选择牛肉，并且尽量选用水煮、卤牛肉的烹饪方法。

蔬菜：宜选择深色蔬菜（绿色蔬菜、红色蔬菜、紫色蔬菜、黑色蔬菜），各种食用菌菇（如金针菇、平菇、香菇、草菇、蘑菇、木耳等）以及豆制品（豆腐、香干、素鸡等）。根茎类（如山药、莲藕、土豆）也是不错的选择，可以代替主食，但需注意烹饪方式，尽量不用油煎、油炸。

奶类：在减少甜饮料的情况下，把奶类食品请上节日餐桌不失为一个聪明的选择。比如用酸奶拌各种水果作为甜食，或用酸奶拌上各种蔬菜做一个沙拉，既美味，又健康。当然，最好选用无糖低脂的酸奶。

水果：用低糖水果做一个冷盆是一道很好的餐前小吃。食材可任选，如猕猴桃、苹果、樱桃、草莓，并搭配圣女果、黄瓜、秋葵等蔬菜，不需要花很多工夫，就可以把它们变成让人示指（食指）大动的健康美食。餐前吃点果蔬，还可以解腻、控制食量、促进肠蠕动。

饮料及酒：甜饮料及酒不能当水喝，过多饮用，会过多摄入糖分及酒精，导致热量超标。自制一杯柠檬水作节日饮品是个不错的选择。

健康烹饪：油煎、油炸食品已经过时，清淡才是王道。不妨在个别煎、炸类菜肴外，配合以更多的蒸、煮、炖、拌等菜肴，减少烹调中的油脂量，做一些色泽清爽、可口的菜肴，也更能保持食物的原汁原味。比如凉拌海蜇皮、清蒸鲈鱼，都是少油少盐的健康菜肴。

零食：坚果油脂含量高，果脯、蜜饯糖和盐多，聊天看电视时切忌不知不觉吃多了，记住，零食好吃但不宜多吃。

2. **总结** 节日假期里吃的零食多、点心多，所以正餐需适当减量。如果某餐的荤菜吃多了，那么下一餐应多吃些蔬菜。如果某一天吃多了，那么第二天可以轻断食，让肠胃轻松一下。

送你十六个字：宜少而精，规律饮食；控制食量，均衡饮食。

（吴　萍）

第 **9** 讲

放轻松，
看病其实很简单

一、手机预约挂号小妙招

在医院挂号窗口经常有病友问："怎么一早就到了也没号挂？""约了好久都没约上某某专家，怎么回事啊？"只要懂得一些预约挂号的小窍门，挂专家号的机会也会相对大一些，同时也能节省您的时间，免去因挂不上号带来的麻烦。下面就简单举例，说一下预约的小妙招，希望对您有所帮助。

如何关注服务号

打开手机里的微信，点击右上方的"+"，在"添加朋友"搜索栏里，搜索"某医院服务号"并关注。

添加就诊人

关注后，进入"某医院服务号"，点击右下角（或功能栏里找到）的"个人中心"——"添加就诊人"，输入您的姓名、身份证、手机号、诊疗卡号等真实资料，即可绑定您和家人的就诊信息。

预约挂号

点开菜单栏，选中【我要挂号】或【挂号】功能栏，即可进行线上预约、缴费挂号，成功预约后按预约时间可直接到科室报到候诊，免去取号环节。预约挂号时，如您预约的是知名专家，须了解各个医院的第一放号时间，如某医院预约放号时间是提前 8 天的晚上 9 点系统自动放号，谨记时间准时预约挂号，这样约上专家号的概率会大很多，不妨一试。

（何丽卿）

二、患者就诊温馨提示

2016 年夏天的某个周日 16：00 左右，接诊了一位青年男性患者，自诉食欲缺乏，在老家当地诊所就诊，抽血检查后医生建议到上级医院求治。详细问诊，患者诉近 1 个月逐渐出现食欲缺乏，体重稍有下降，容易疲劳，无其他特殊不适，否认患其他基础疾病，否认家族遗传病史，否认不良生活史、外伤史等，查体可见眼结膜苍白，唇色偏暗，心率 96 次 / 分钟，未见其他阳性体征，测血压 112/68mmHg。追问外院检查结果，未能提供检查报告单，患者无法告知具体检查项目及结果，仅告知是血液有问题。于是嘱其进行相关实验室检查，并反复嘱咐患者，等检查结果出来后要返回诊室找医生，然后再根据指标进行下一步诊疗。

17：00 左右检验科电话报告危急值，该患者血红蛋白 40g/L。患者血红蛋白偏低的原因未明，并正处于可能有生命危险的状态，存在发生大出血、溶血、晕倒甚至昏迷等可能，需要迅速给予对症有效的干预或治疗。与门诊护士同时电话联系患者，发现手机无人接听，固定电话处于欠费状态。病历资料里面未提供更多的联系方式。在整个院区的门诊候诊区、休息区等地，广播及现场找人未果。此时已经接近 18：00，因担心患者安全，与门诊相关人员反复多次联系患者，均无结果。后发现预约挂号系统里有患者次日血液科门诊的预约记录，立即联系血液科医生并告知患者病情、检查结果及患者必要的就医指引。次日血液科医生接诊并处理后，与患者沟通，被告知昨日未等待检查结果及返回找医生复诊原因，是自己觉得病情并不严重，时间较晚，第二天也预约成功，所以先回家休息。

此患者最后至血液科住院，治疗痊愈后顺利出院。想通过此案例，向广大病友提出如下几点建议。

1. 就诊前尽量带上相关疾病的病历资料，包括检查结果，这样更便于医生全面了解病情。

2. 重视医生的嘱咐，减少自己"觉得问题不严重"或者"问题很严重"的主观判断，避免出现轻视自己病情或者过于紧张的情况。

3. 紧急的检查一定要等待结果，不要担心"医生可能已经下班"，紧急检查的结果一般都会比较快发报告，即便门诊医生下班，仍有接班医生或者急诊医生可以就诊。

4. 确保联系方式的准确和通畅，方便及时联系，避免错过沟通的最佳时机。

（柯晓霞）

三、医患关系的正确打开方式

现实生活中，常常有人疑问，医患关系究竟应该是什么样的呢？为什么会发生一些医疗纠纷和医患冲突？其实，医生和患者面对的是共同的敌人——疾病，也有着共同的目标——治疗疾病。从本质上来说，医生和患者应该是一个战壕的战友，而不是对立面。我们现在就来看一下，医患关系的正确打开方式。

1. 互相信任　信任，是医患关系的基石。人与人之间，只有互相信任，才能谋求共同的进步与发展。医患之间也是如此。

场景一

医生：您的情况，可能需要手术。

患者：医生，我听您的。

医生：手术可能会有发生并发症的概率。

患者：没事，医生，您只要尽力就好。

医生：术后的生活质量可能也会较术前有所下降。

患者：没事，医生，无论什么结果，我都会接受的。

医生：您的家人知道您需要手术吗？

患者：都知道了，他们都让我听医生的。

医生：好，那我们就决定手术了。您放心，我和我的团队一定会尽全力，尽量避免并发症的产生。

患者：医生，我已经做好准备了。

场景二

医生：您的情况，可能需要手术。

患者：什么？需要手术？医生，你不是要赚我的手术费吧？我上网查了一下，吃点药就可以了。

医生：您的情况，光吃药的话，可能控制不了。

患者：我的一个朋友，也是医生，说是只要吃某某药就好了。

医生：如果您不放心，也可以咨询其他专家。

患者：那个朋友不在这里。医生，你这种手术做过多少？有没有并发症？能保证我的手术一定成功吗？

医生：这种手术我们做过很多例，虽然不能百分百保证手术效果，但请您放心，我们一定会尽全力的。

患者：什么？都不能保证，你还要做手术？你这个黑心的医生。

医生：您如果对我不信任，还是请您另请高明吧。

现实生活中，要让一个人完全信任另一个人，的确是相当困难的。作为一名医生，都需要具有一定的职业素养。当一个患者充满信任地将自己的身体健康，甚至生命交到医生手里的时候，医生也必定倾尽全力为其治疗。而当医患之间丧失了信任，患者会不断质疑医生的医术以及治疗方案，而医生在治疗过程中也会战战兢兢、小心翼翼，无法全身心投入到治疗当中。

2. 可以是朋友，但不是家人

场景

患者：老张，我得了某某病，你是医生，帮我参谋参谋。

老张（患者的医生朋友）：你得的病，需要……

患者：那我平时都要注意些什么呀？

老张：平时你应该注意……

患者：我的医生告诉我，我现在需要换药，我到底要不要听他的？

老张：一般来说，你应该听你的主治医生，他对你的情况比我知道得更清楚。

患者：那我到底要不要换药，你帮我做个决定呀。

老张：是否换药，你还是要听你自己的主治医生，他最了解你的情况。

患者：好吧。

某些国家和地区有不成文的规定，那就是作为医生，不能给自己的直系亲属治病。因为，在面对自己的亲人时，尤其是关系密切的家人时，任何的情绪波动，都有可能影响医生原有的判断力，并最终影响治疗。

在疾病的随访过程中，很多医生会和患者成为朋友，为患者提供一些健康的建议，但是医生不是患者的家人，不能过多地参与患者的生活。同时，在患者治疗的时候，作为朋友的医生可以为患者提供一些建议，但最终的治疗方案仍然需要听患者的主治医生，而不是作为朋友的医生。

3. 不发生金钱往来

场景

患者：医生，明天是你帮我做手术吧，这个红包请笑纳。

医生：不用了，明天我们会尽力的。

患者：医生，你不收红包，我不放心呀。

医生：不用担心，每个患者我们都会尽力的。

患者：医生，你是不是嫌红包少啊？

医生：你想多了，我们只是纯粹地治病救人，如果有金钱往来，反而会给我们带来压力。放心吧，我们不需要红包，我们需要的只是你的配合。

患者：好吧。

很多患者总是认为，如果不给医生送红包，医生就不会尽力治疗。其实，这是一个误区。作为有一定职业素养的医生，在任何情况下，都会为患者倾尽全力。如果患者一定要送红包，反而会给医生带来一定的压力，对于治疗而言，很有可能会有反作用。如果患者一定想要对医生表示感谢，写点表扬信就可以了。

4. 遵守规则

场景一

医生：您好，现在来了一个患者，情况非常危重与紧急，我要先去处理他，非常抱歉。

患者：医生，您去吧，危重患者要紧。

医生：我处理好之后，会很快回来。或者我会安排我的同事，来给您看病。

患者：没关系，医生，我在这里等。

医生：好的，非常感谢，我处理完之后会尽快回来。

患者：没事，医生，不着急。

场景二

医生：您好，现在来了一个患者，情况非常危重与紧急，我要先去处理他，非常抱歉。

患者：什么？我先来的，你必须先给我看。

医生：那个患者必须马上处理，不然有生命危险。我会尽快回来的，或者我安排其他同事先给你看。

患者：不行，我挂了你的号，必须你给我看。

医生：那我处理好那个患者之后，马上回来。

患者：不行，我先来的，必须先给我看。

医生：如果是你认识的朋友或者亲属，现在出现紧急情况，你也不让我先看吗？

患者：医生，我可不管其他人。你现在不给我看完，休想离开这个诊室！

医生：……

医院不是超市买东西，遵循先来后到的规则。医院遵循的是轻重缓急的原则，所有的医院，尤其是急诊和住院部，首先保证的是病情紧急与危重、需要马上处理的患者能够迅速就诊与入院；其次，才是病情普通，可以适当等候的患者。医院争分夺秒的不仅是时间，更有可能是一个患者的生命，任何的延误，都有可能造成一条生命的消逝。所以，在医院里，请遵守医院的规则。

5. 坦诚相见

场景一

医生：请问您有什么慢性病史吗？

患者：我有高血压和糖尿病。

医生：请问您有什么药物过敏吗？

患者：没有。

医生：请问您以前做过什么手术吗？

患者：做过阑尾炎手术。

医生：好的，我们会根据您的病史，给您制定治疗方案。

患者：医生，我这个病能彻底治好吗？

医生：这个病目前还不能完全治愈，但是可以达到控制的目的。

场景二

医生：请问您有什么慢性病史吗？

患者：没有。

医生：请问您有什么药物过敏吗？

患者：没有。

医生：请问您以前动过什么手术吗？

患者：没有。

医生：可是我们这次检查发现您的血糖很高，而且腹部有一个手术瘢痕，您的病历本上也写着您有青霉素过敏。

患者：哦，我忘了，我小时候患过阑尾炎，血糖是有点高，青霉素有过一次过敏。

医生：根据您的情况，我们要重新制定您的治疗方案，原先的方案不适用了。

患者：为什么？

对于患者而言，一定要将自己既往所有的病史告诉主治大夫，隐瞒病史很可能会贻误病情。而对于医生而言，也不能夸大治疗的效果和回避治疗带来的副作用。双方都应该坦诚相见。

医生和患者，说到底都是疾病的斗士，只有和睦相处，目标一致，才能共同抵御疾病的侵袭。

（徐仲卿）

四、如何认识麻醉的风险

如果勇猛的关公生活在今天，不知道是否还会有谈笑间"刮骨疗毒"的故事。

在现代麻醉术发明前，古人是怎么做手术的呢？古埃及人就曾在清醒状态下进行截肢术和睾丸切除术。实在不行，便将患者五花大绑，将其按住后手术，完全无视其嚎叫疼痛的惨状。后来，人们发现，在不清醒或昏迷状态下，人对痛觉不甚敏感。西亚古国阿西利亚还曾用压迫颈部血管引起患者昏迷的方法，实施包皮环切术。后来，放血把人弄晕、用木棍将人打晕或用白酒灌醉等方式，成了手术前的准备方法。

据《三国志·华佗列传》载，华佗曾发明"麻沸散"，以此来麻醉患者进行腹腔手术。孙思邈和李时珍分别在《备急千金要方》和《本草纲目》中介绍过曼陀罗花的麻醉作用。赵学敏在其著作《串雅·内编》中介绍过一种开刀药方，由草乌、川乌、天南星等组成。

　　麻醉被誉为手术室里的保护神。可是，麻醉的风险也是确实存在的。麻醉风险主要指潜在的麻醉并发症和麻醉意外。前者是由麻醉引起的、不希望发生的组织损伤或病理反应；麻醉意外则指因麻醉造成的患者死亡或严重组织损伤、致残等问题。除患者本身原因（如急诊手术、易致麻醉高风险的疾病、年龄因素等）外，麻醉医师的技能水平和处理能力也不可忽视。

　　那些曾在《麻醉知情同意书》上签过姓名的读者，一定不会对写满一张纸的"麻醉风险告知"陌生。换句话说，麻醉工作的危险性是不言而喻的。麻醉状态就像介于生死的中间状态。人被麻醉后，机体对外界的反应呈过度增强或显著抑制两个类型，机体自主调节机制部分或全部丧失，自我保护功能严重受损。从可能引起牙齿损伤、气管插管困难，到术后头痛、恶心呕吐、自主神经损伤、心搏骤停甚至引起死亡的问题。但其实，麻醉经历100多年发展后，加之更多优秀麻醉药物及设备的出现，麻醉安全性早已大幅提升。换言之，麻醉已成为一项非常安全的操作和技术。

　　1999年，美国医学研究会发布报告指出，"麻醉死亡率已从20世纪80年代的1/10000下降到目前的1/300000～1/20000"。因此，当朋友或家人开刀手术时，你无须过分忧虑。他们不会在麻醉后醒不过来，也不会在麻醉苏醒后脑力变差，而认不出你来。

　　麻醉够神奇吧！但在目前医疗环境下，麻醉医师及其所从事的麻醉工作却未受到高度重视。很多时候，一般人想到的仅是手术难度的大小、能否成功，很少能想到保证手术成功的幕后英雄——麻醉师。其实，麻醉医师与外科医生就像一对孪生兄弟，难以分开；麻醉的目的是保证手术开展，手术顺利的前提是麻醉成功。

　　相较于手术的"治病"，麻醉则是"保命"。某些时候，麻醉甚至比手术本身更为重要。在手术台上，每天都有患者因同样的疾病"挨刀"，但却可能面临完全不同的麻醉处理方式。同样是阑尾炎，医生开刀方式几无二式，但患者的全身状况可能完全不同，麻醉和处理方式将有天壤之别。当一名年过九旬的糖尿病、冠心病老人，因急性阑尾炎而走上手术台时，麻醉医师面临的风险和压力也是前所未有的。与20岁的年轻人相比，老年人全身功能减退、疾病增多，术中变化可能极为波诡云谲。

　　这也恰好印证了麻醉医师的一句嘴边话——只有小手术，没有小麻醉。这句话也时刻警醒着麻醉医师，做好麻醉，让患者"梦醒之间，轻松自如"。

（薄禄龙）

五、别害怕，知情同意书不是生死状

最近有一个视频挺火，一个女孩腿部受伤了，需要手术，医生找其母亲签《知情同意书》，其母一听可能要截肢，无论如何也不愿意签字，挽救女孩腿部的黄金时间就这样流逝了。

很多家属都以为签署《知情同意书》就是立生死状，签了以后，无论患者死活，医院就可以不管不顾了，这里存在一个误解，需要科普一下。

首先，《知情同意书》是授权书，也就是家属授权医生对患者进行某种治疗的文书。只要是有直系家属的患者，都需要在家属签署《知情同意书》后，医生才能进行治疗。没有任何家属的患者，或者暂时找不到家属的患者，如果遇到紧急情况时，可以由当天医院的最高行政领导临时行使决定权。打个比方来说，如果你的电视机坏了，需要修理，电视机被送到修理厂后，修理厂一定要得到你的同意后才能对其进行修理，没有你的同意，如果修理厂修了，就是擅做主张了，知情同意也是这样的概念。如果是一台无主的电视，那么，修理厂的员工就可以在领导的同意下先进行修理，有主的电视在没有得到主人的授权前是千万不可乱动的。当然，用机器来打比方可能并不合适，因为人是一种非常复杂的生物，并非一般的机器能比。

其次，作为患者及其直系家属，对于所患的疾病，所得到的治疗，拥有知情权，而医生具有告知的义务。很简单，如果你病了，去医院了，你肯定希望医生告诉你得的是什么病，需要什么样的治疗吧？如果医生什么都不告诉你，直接说："去开刀吧，去吃药吧。"你一定会满肚子疑问。知情同意就是这个意思。医生会把你身体哪部分出了什么问题，需要进行什么样的治疗详细地告诉你，那样，你就可以大概了解你身体是个什么状况了。

最后，《知情同意书》会告诉你医疗风险，但这些并不是医院的免责条款。前面说了，人是一个非常复杂的生物，并不是一台机器，每一个人都是独特的生物，在得了相同疾病或者获得同等治疗的时候，每个个体的反应未必一致，结局也不一定都一样。而且，任何的医疗行为都是有风险的。医生在实施这些医疗行为前告知你所有可能的医疗风险，并不是说这些风险一定会产生，很可能这些风险最终并没有产生，治疗也能获得很好的结果。当然，也有可能，医疗风险的确产生了，这个时候，如果你怀疑医疗风险与医生的责任或技术有关，你完全可以通过正当的途径去申诉，并不是说签了《知情同意书》，你就没有追责的权利了，所以，《知情同意书》不是免责条款。

有时，在一些紧急情况下，医生对患者家属进行告知，希望得到家属的授权和签字时，家属往往不能马上做决定。仔细分析，这也是有原因的，一方面家属不是医学专业人士，对医学了解不多，在听说这些医疗风险后，可能马上就晕了，以为患者只有"死路一条"了；另一方面，在这种紧急的情况下，家属本来情绪就很激动，思维也很混乱，因此也不能马上做出正确地判断。这些问题，作为医生，我们都能理解。但是，紧急状态下，是需要争分夺秒的，越是尽早地签字授权，患者越能尽早开始治疗，获得较好结局的可能性就越大。

请相信，作为一个专业的医生，我们都希望患者获得最好的结局，也请别害怕，《知情同意书》并不是生死状。

（徐仲卿）

六、如何做重大医疗决策：前景理论的启示

许多患者或家属都有这样的体会，临床医生给你讲了病情之后，告诉要做手术或者进行某项重大治疗措施，一下子就蒙了，这么重大的决策该如何做出呢？如果做错了，那岂不是"一失足成千古恨"？哎，太难为人了！

不着急，我们这就谈谈做出重大医疗决策的一个重要方法，这个方法首先由丹尼尔·卡尼曼提出，他因此获得了诺贝尔经济学奖，这个理论就是前景理论，该理论是讨论我们在面临重大的风险或收益的时候，如何行为才是最理性的，最合乎我们的认知规律的，简单地说，就是下面这个表格。

	所得	损失
较大可能性	95% 概率赢得 10000 美元	95% 概率损失 10000 美元
确定性效应	害怕损失	希望避免损失
反应	风险规避	冒险
决策结果	接受自己不喜欢的解决方式	拒绝自己喜欢的解决方式
较小可能性	5% 概率赢得 10000 美元	5% 概率损失 10000 美元
可能性效应	希望能有更多所得	害怕有更大损失
反应	冒险	风险规避
决策结果	拒绝自己喜欢的解决方式	接受自己不喜欢的解决方式

看起来有些抽象，我们以笔者经历的一个具体的例子来说明如何使用前景理论进行重大医疗决策。

　患者王某某，男，27 岁，因腹痛 3 日来诊，当时高热，腹肌紧张，呈板状腹，压痛、反跳痛明显，CT 提示腹腔液性暗区，未见穿孔征象。考虑急性弥漫性腹膜炎可能，行急诊手术治疗，术中发现腹腔脓性液体约 300ml，但仔细寻找未发现明确的化脓灶，考虑患者长期饮酒，不排除自发性腹膜炎可能，在仔细寻找化脓灶未果后结束手术。

　术后的前 3 日病情逐步好转，第 4 日病情再次加重，很快出现休克、神志淡漠、少尿、呼吸衰竭等，以多器官功能障碍综合征（MODS）为诊断转入 ICU，经积极液体复苏等治疗后疗效不明显，各器官功能继续恶化，组织院内会诊讨论下一步的治疗方案。

　目前存在的问题是：患者出现严重脓毒症，多器官功能障碍综合征。术后第 4 日白细胞明显升高，6.4×10^9/L，病情急剧恶化，说明存在感染，根据现有临床资料，引起脓毒症的最大可能是腹腔感染。

　存在的疑问是：腹部有感染吗？

　不支持点：腹腔引流管通畅，液体澄清，无脓性及血性液体引出，腹部肌肉稍紧张，大便无，直肠触诊未见异常。

　根据偏好的四重模式如果采用不改变行为的策略，继续保守治疗，最后患者可能死亡，但与患者病情有关，且并非后续临床操作导致，可避免后悔效应。

　如果采用改变行为的策略，手术开腹探查，可能会找到感染灶，清除后则患者可能存活。但也可能仍然找不到感染灶，而重症患者的这次开腹手术造成的应激可能是对患者的进一步打击。

　按照前景理论的决策框架，患者存在死亡的风险，属于重大损失，因此决策采用右上象限，我们应该选择冒险，改变自己的行为，在本例中就是选择再次手术。

　与家属沟通病情后再次进行手术探查，术中发现降结肠存在约 10cm 的坏死化脓，暂未穿孔，行手术治疗后继续回 ICU 监护治疗，在 PICCO 监护下积极液体复苏，抗生素治疗，呼吸机辅助通气，持续床边血液净化治疗等，患者病情改善，返回外科后痊愈出院。

（陈全福）

关于医保，
你想知道的都在这里

注：本讲内容是以上海地区的医保政策为例，找出一些普适性的问题为大家进行阐述与讲解，并非完全适用于全国，大家如对医保有疑问要积极咨询当地的医保办，以地方政策为准。

一、职工医保中断缴费要不要紧

盛先生前几天因病急诊入院，办理出院手续时，发现医保卡不能使用，想询问一下，此次住院的医疗费用是否可以报销？医保卡如何开通？另外，想了解一下，若自己的劳动关系转移到外省市，其在上海缴纳的医保账户资金是否能一并转移？

据了解，盛先生是本市职保（职工保险）的参保人。根据职工基本医疗保险政策规定，对于应当缴纳医疗保险费的用人单位和职工，未缴费或者未足额缴费的，自次月 15 日起，职工停止享受医疗保险待遇。经了解，盛先生住院前 1 个月已从原单位离职，且已停止缴纳职工基本医疗保险。他此次住院时医保账户已处于"封存"状态，因此，在出院时他无法持医保卡进行结算，医疗费用须由本人全额承担。

如果盛先生找到新的工作单位，下月起按照规定正常缴纳职工基本医疗保险，那么其个人医疗账户将会在新单位缴纳医疗保险费的次月 15 日起重新开通，届时可继续享受基本医疗保险待遇。

另外，根据政策规定，在职的职工劳动（工作）关系由本市转移至外省市的，可以持本人有效证件（委托他人代办的，还需提供代办人有效证件）、社保卡或医保卡、养老保险缴费凭证等证明到邻近的区县医保中心提出申请，由区县医保中心对个人医疗账户剩余资金进行清算，并以现金形式发还个人。

以下从三个方面介绍本市职工享受基本医疗保险待遇的相关规定。

1. 职工享受基本医疗保险待遇需要符合哪些条件　用人单位及其职工按照规定缴纳医疗保险费的，职工可以享受基本医疗保险待遇；未缴纳医疗保险费的，职工不能享受基本医疗保险的待遇。

用人单位按照有关规定申请缓缴医疗保险费的，在批准的缓缴期内，职工不停止享受基本医疗保险待遇。

应当缴纳而未缴纳医疗保险费的用人单位及其职工，在足额补缴且正常缴纳医疗保险费后，职工方可继续享受基本医疗保险待遇。

用人单位及其职工缴纳医疗保险费的年限（含视作缴费年限）累计超过15年的，职工退休后可以享受基本医疗保险待遇。

2. 具体时间节点的规定　用人单位及其职工按照规定缴纳医保费的次月15日起，职工开始享受基本医保待遇；未缴纳或未足额缴纳医保费的次月15日起，职工停止享受基本医保待遇。

应当缴纳而未缴纳或未足额缴纳医保费的用人单位及其职工，在按规定足额补缴医保费的次月15日起，职工方可继续享受基本医保待遇（补缴费期间发生的医疗费不补结算）。

3. 职工停止医保待遇后又恢复参加职保（职工保险）的，个人医疗账户资金如何扣减　在同一医保年度内，在职职工停止医保待遇后，又恢复参加职保的，按实际停止待遇月数，在本医保年度已计入的个人账户资金中予以扣减，不足扣减的，从下一医保年度计入资金中扣减。如恢复参保时已足额补缴了医保费，已计入的账户资金不再扣减。

在职职工停止医保待遇与恢复参保不在同一医保年度的，在恢复参加职保并计入个人医疗账户资金时，应按照停止待遇之月至停止待遇月所在医保年度末的实际月数，扣减已经计入的资金，不足扣减的，从下一医保年度计入资金中扣减。如恢复参保时已足额补缴了医保费，已计入的账户资金不再扣减。

以上是中断缴费给参保人待遇造成的影响。在这里还想提醒广大劳动者和用人单位，我国法律明确规定了用人单位与劳动者应当依法缴纳社会保险费。依法缴纳社会保险费既是用人单位与劳动者共同的权利，也是双方共同的强制性义务，双方均无权免除对方缴纳社会保险费的法定义务。

《中华人民共和国劳动法》第七十二条规定："社会保险基金按照保险类型确定资金来源，逐步实行社会统筹。用人单位和劳动者必须依法参加社会保险，缴纳社会保险费。"

《中华人民共和国社会保险法》第四条规定："中华人民共和国境内的用人单位和个人依法缴纳社会保险费……"

《中华人民共和国社会保险法》第五十八条第一款规定："用人单位应当自用工之日起三十日内为其职工向社会保险经办机构申请办理社会保险登记。未办理社会保险登记的，由社会保险经办机构核定其应当缴纳的社会保险费。"

《中华人民共和国社会保险法》第六十条第一款规定："用人单位应当自行申报、按时足额缴纳社会保险费……职工应当缴纳的社会保险费由单位代扣代缴，用人单位应当按月将缴纳社会保险费的明细情况告知本人。"

（郑　峻）

二、职工门诊大病这些事儿

张大娘是享受本市职工基本医疗保险待遇的退休老人，是一名恶性肿瘤患者，前几天去医院门诊大病就医时发现医保卡被损坏，只能自费结算，想询问这笔费用是否可以报销。另外，她听病友说恶性肿瘤患者大病年限有 2 年和 5 年的区别，想了解医保如何规定。以下就为大家介绍一下职工门诊大病这些事儿。

职工门诊大病待遇和普通门诊有何不同

职工门诊大病待遇是针对职工医保参保人员的，其待遇和普通门诊有何不同呢？职工在门诊大病医疗时所发生的属于医保支付范围的医疗费用，在职职工由统筹基金支付 85%，退休人员由统筹基金支付 92%。统筹基金支付后的剩余部分由个人医疗账户历年结余的资金支付，不足部分由个人现金支付。在统筹基金最高支付限额以上的医疗费用，由附加基金支付 80%，个人自付 20%。总而言之，大病门诊医保支付的比例比普通门诊要高。

门诊大病包括哪些治疗项目

门诊大病治疗项目包括恶性肿瘤的化学治疗（含内分泌特异抗肿瘤治疗）、放射治疗、同位素抗肿瘤治疗、介入抗肿瘤治疗、中医药抗肿瘤治疗以及必要的相关检查；重症尿毒症血透、腹透治疗及肾移植后的抗排异治疗；精神病治疗限于精神分裂症、抑郁症（中、重度）、躁狂症、强迫症、精神发育迟缓伴发精神障碍、癫痫伴发精神障碍、偏执性精神病。

参保人员如何办理门诊大病医疗

需要进行上述这些治疗项目的参保人员该如何办理门诊大病医疗呢？参保人员应凭定点医院开具的门诊大病登记申请单、社保卡或医保卡到邻近的区县医保事务中心或街道（乡镇）医保服务点办理大病登记手续（直属单位至市医保中心办理），每次登记的有效期为 6 个月。在 6 个月内需要变更医院进行医疗的，应当到原办理登记手续的市、区（县）医保事务中心或街道（乡镇）医保服务点申请撤销登记，再重新办理登记手续。超过 6 个月，需继续进行门诊大病医疗的，应重新按上述要求办理登记手续。

参保人员门诊大病登记可定点几所医院

一般情况下，参保人员门诊大病登记可定点 1 所定点医疗机构，只有恶性肿瘤参保人员门诊大病登记的定点医院以 2 所为限，但同一治疗项目限于 1 所定点医院。比如，恶性肿瘤患者需要开展化疗和中医药抗肿瘤治疗，而且分别在 2 所医院治疗时可以登记 2 家医院，如果是同一种治疗只能变更医院，不能登记 2 所医院。

门诊大病医疗待遇的期限为多久

门诊大病医疗待遇的期限一般是 6 个月。恶性肿瘤参保患者比较特殊，享受医保门诊大病医疗待遇的期限为经定点医疗机构首次确诊或恶性肿瘤复发之日起的 18 个月。超过 18 个月后，确因疾病治疗需要继续进行恶性肿瘤相关门诊大病医疗项目的（包括中医），由负责治疗的定点医疗机构提出申请，并开具门诊大病医疗登记申请单，经医保经办机构审核后，可享受延长 6 个月门诊大病医疗待遇期限。对恶性肿瘤门诊大病医疗范围的中医药抗肿瘤治疗项目（包括必要的相关辅助检验和检查等项目），所享受门诊大病医保待遇的期限为首次确诊或复发之日起 5 年。这就是前面张大娘提到恶性肿瘤患者门诊大病年限不同的规定。

　　至于张大娘提到的医保卡损坏，门诊大病自费就诊的费用可否报销？根据本市医保政策规定，职保（职工保险）人员就医时发现社保卡或医保卡损坏的，当日发生的门诊大病医疗费用参保人应在医疗费收据开具之日起 6 个月内，携带本人身份证（委托他人代办的提供代办人身份证）、社保卡或医保卡、《就医记录册》、医疗费专用收据、疾病诊断证明书及复印件、相关检查报告及复印件、《医疗保险卡损坏告知单》到就近的区县医保中心申请审核报销。

（郑　峻）

三、医疗收费票据，你读懂了吗

　　张先生是本市外来从业人员，单位从去年开始为其缴纳本市职工基本医疗保险，最近他去医院就医时，看到医疗收费票据（也就是平时说的"发票"）上显示有很多"名称"，比如"医保统筹支付""附加支付""分类自负""自负""自费"等，他想知道这些名称具体是什么意思。

　　医疗发票，从就诊情况来分一般有门（急）诊、住院和加床；从保险类型来分主要是"职保（职工保险）"和"居保（居民保险）"。本次主要介绍职保的门（急）诊发票。要看懂医疗发票，首先要了解医疗保险基金的构成及其分别支付哪些医疗项目。职工医疗保险基金由基本医疗保险基金和地方附加医疗保险基金构成。其中基本医疗保险基金由统筹基金和个人账户两部分构成。

　　1. 统筹基金可以支付符合基本医疗保险规定的下列医疗费用

　　（1）职工住院或者急诊观察室留院观察所发生的部分医疗费用。

　　（2）职工在门诊进行重症尿毒症透析、恶性肿瘤化学治疗和放射治疗等门诊大病所发生的部分医疗费用。

　　（3）职工家庭病床所发生的部分医疗费用。

　　2. 附加基金用于支付符合基本医疗保险规定的医疗费用

　　（1）在一个医疗保险年度内，职工住院、急诊观察室留院观察以及门诊大病或者家庭病床医疗，超过统筹基金最高支付限额部分的医疗费用。

（2）在一个医疗保险年度内，个人医疗账户资金用完后，个人自负到规定的额度后，职工门诊、急诊（由统筹基金支付的门诊大病除外）就医发生的医疗费用。

3. 职工非大病的门急诊发票

（1）处于账户段的，一般由现金支付和个人账户支付组成。

（2）处于自负段的，一般显示现金支付。

（3）处于共负段的，一般由现金支付和附加支付组成。

现金支付中，还分成分类自负、自负和自费。

分类自负：基本医疗保险支付部分费用项目中，先由参保人员个人按规定比例或差额进行现金自付的费用，包括分类给付诊疗项目、人工器官及医用材料；分类自负的床位费与医保分类给付标准的差额费用；分类给付的药品等。

自负：医保结算范围内的医疗费用，扣除"分类自负"费用后，再按医保规定由个人自负的费用。

自费：非基本医疗保险的报销范围，由参保人员本人发生并由个人现金自付的医疗费用。

下面举几个具体的例子。

发票 A，职工门诊发票，在一级医院就诊，处于账户段，历年和当年账户都有余额，结算项目中有一个乙类药品需要分类自负 10%，有一个项目"托盘"需要自费，其余账户支付。

发票 B，职工门诊发票，在社区卫生服务中心就诊，已经进入自负段，全部现金支付。

发票 C，职工门诊发票，在社区卫生服务中心就诊，已经进入共负段，此参保人员个人负担 25%。

发票 D，职工门诊发票，在一级医院就诊，也已经进入共负段，此参保人员个人负担 15%，结算项目中有一个乙类药品需要分类自负 10%。

（郑　峻）

四、参保人员用药有哪些规定

经常有人问，医保对患者用药到底有哪些规定，医生经常会说"这个药医保患者不可以用的""那个药只能配这么多，是医保规定的"。那么，医生口中的"医保规定的"到底对不对呢？现在就来看一下，医保用药方面的规定。

1. 医保用药范围　各级各类医保定点医药机构应依据《药品目录》的有关规定（包括目录范围、限制使用范围和适应证等）因病施药，包括西药和中成药。在《药品目录》"限定支付与备注"一栏标注了适应证（或病种）的药品是指参保人员就诊时其病情符合适应证限制范围的情况下，使用该药品所发生的费用医保按规定支付，如当时病情不符合适应证限制范围的情况下，使用该药品所发生的费用医保不予支付。比如标注了适应证的药品，应有相应的临床体征、实验室和辅助检查证据以及相应的临床诊断依据。

以下几类药品是不纳入医保用药范围的：①主要起营养滋补作用的药品；②部分可以入药的动物及动物脏器，干（水）果类；③用中药材和中药饮片泡制的各类酒制剂，各类药品中的果味制剂、口服泡腾剂；④血液制品、蛋白类制品（特殊适应证与急救、抢救除外）和市医保办规定基本医疗保险基金不予支付的其他药品。

中药饮片医保也做了具体规定。

（1）单味使用不予支付的中药饮片及药材：阿胶、阿胶珠、鹿角胶、鳖甲胶、三七、龟甲、龟甲胶、红花、生晒参等。

（2）单味或复方使用均不予支付的中药饮片及药材：鹿茸、猴枣、狗宝、海马、海龙、玛瑙、玳瑁、冬虫夏草、马宝、牛黄、珊瑚、麝香、羚羊角尖粉、燕窝、人参（生晒参除外）等，以及各种可以药用的动物脏器（鸡内金除外）和胎、鞭、尾、筋、骨。

2. 医院门（急）诊用药管理　在一个科室门诊就医时，只能开具1张处方，因病情需要联合使用西药、中药或者使用外用药的，可以开具2张处方，但药品总量限5个品种以内（恶性肿瘤患者限6个品种以内），其中，中成药不得超过3个品种。

急诊处方限1~3天用量（包括西药、中成药、中药汤剂）。门诊西药、中成药的处方量限1~5天用量，中药汤剂处方量限1~7天用量。门诊慢性病西药、中成药、中药汤剂的处方量限 2 周内用量。对于部分慢性病（如高血压、糖尿病、心脏病等）诊断明确、病情稳定，因治疗需要长期连续服用同一类药物的，门诊处方量可酌情限 1 个月内用量。就医职工上次门诊处方尚有 3 天以上用药余量，或慢性病上次门诊处方尚有 1 周以上用药余量的，本次门诊不得重复开具相同品种的药品。

另外，急诊处方当日内有效，门诊处方自开具之日起 3 日内有效。

3. **医院住院用药管理**　住院用药不得使用与住院诊断的疾病治疗和检查结果无关的药品。住院期间，因治疗必需而医疗机构缺药且无替代药品的，应由医疗机构药剂部门负责采购，不得开外配处方（医疗机构无中药房而指定的"特约中药房"除外）。

出院配药范围应当符合基本医保用药范围的规定，且应与出院诊断的用药范围相符合。出院配药限量一般为 2 周用量，肿瘤化疗患者出院配药限量为 2 周至 1 个月用量。出院配药一般患者限于 5 个品种内，患多种疾病或肿瘤患者不得超过 6 个品种。

4. **药店用药管理**　参保人员在定点零售药店配购非处方药品，常见病西药、中成药每次限 1～5 天用量；慢性病西药每次限 2 周内用量；慢性病中成药每次限 1 个月用量；西药每次限 1～3 个品种；中成药每次限 1～3 个品种；一次服务需要同时提供西药、中成药的，限 5 个品种以内，其中中成药不得超过 3 个品种。

（郑　峻）

五、大学生的医保待遇和中、小学生一样吗

下面给大家介绍一下大学生的医疗保障问题。

政 策 规 定

大学生实行个人缴费，个人缴费标准按照城乡居民基本医疗保险中、小学生标准执行，并随居民医保中、小学生标准同步调整。大学生住院医疗纳入居民医保，其政府补助核拨至居民医保基金统筹使用。大学生普通门（急）诊继续实行"财政定额拨款、学校管理、专款专用、超支分担"的方式。所以，大学生门（急）诊、住院的就诊管理以及医疗保障待遇都和居保

（居民保险）中、小学生有所不同。

这里所说的"大学生"是指本市各类高等院校、科研院所中接受普通高等学历教育的全日制本科学生、高职高专学生以及非在职研究生。

大学生所在院校、科研院所，在每年规定的时间内，按学生在籍原则统一向所属的区医保中心集中申报，为大学生办理居民医保参保登记手续，并代收参保费用。比如 2016 年 9 月进入本市高校就读的学生，2017 年的居保筹资标准每人每年 1100 元，其中个人缴费 110 元。

2017 年 9 月入学的大学生，入学后统一转为享受大学生居保待遇，原来的少儿居保待遇不再享受，在本年度享受少儿居保待遇期间已使用的门急诊起付线金额累积计算。

大学生门（急）诊就医的待遇如何

居保大学生在校内发生的门诊费用，由各院校按不低于 90% 支付，其余部分由个人自负。大学生在院校选定的医疗机构普通门诊就医，享受院校内医疗机构同等医保待遇。在校外门（急）诊发生的医疗费用，按照居民医保中小学生门（急）诊待遇支付，并随居民医保中小学生待遇同步调整。2017 年的标准：门（急）诊医疗费用设置起付线 300 元，年累计超过起付线以上的部分，在一级医疗机构就医的，个人自负 30%，在二级医疗机构就医的，个人自负 40%，在三级医疗机构就医的，个人自负 50%。

根据政策规定，居保大学生在门诊就医时不用申领就医凭证。本市范围内的普通门诊应先到本院校医疗机构（院校无医疗机构的可委托附近的定点医疗机构）就医，大学生在本院校医疗机构就医发生的符合规定的普通门诊医疗费用，除个人自负部分向学生收取外，其余由院校承担，并予以记账。因病情需要转到其他定点医疗机构就医的，由接诊医生开具转诊单，大学生经转诊到指定的定点医疗机构就医所发生的医疗费用，可按规定向院校申请报销，未经转诊发生的医疗费用，由学生个人负担。

肯定有同学会问：如果发生腹痛、出血等紧急状况，来不及转诊怎么办？大学生在本市发生急诊范围内的疾病，可直接到就近的医保定点医疗机构就诊，个人现金垫付后凭大学生本人的有效证件（委托代办的，还需代办人身份证）、病史资料、医疗费收据、明细账单等，向院校大学生医疗保障管理部门申请报销。

大学生住院的医保待遇和就医结算管理

接下来，说一下大学生住院的医保待遇（包括急诊观察室留院观察）和就医结算管理。居保大学生住院待遇与居民医保的中、小学生待遇接轨，并随居民医保的中、小学生待遇同步调整。

2017 年的标准：大学生每次住院发生的符合基本医疗保险规定的医疗费用，增设起付标准，一级医疗机构 50 元，二级医疗机构 100 元，三级医疗机构 300 元。超过起付标准以上部分的医疗费用，在社区卫生服务中心（或者一级医疗机构）就医的，个人自负 20%；在二级医疗机构就医的，个人自负 25%；在三级医疗机构就医的，个人自负 40%。

大学生在本市住院实行定点医疗（急诊住院除外），定点医院由各院校在本市基本医疗保险定点医疗机构范围内合理确定。大学生凭院校选定的医院出具的入院通知书，到院校开具住院结算凭证（住院结算凭证签发之日起 7 日内有效），发生的符合医保规定的医疗费用，凭住院结算凭证、学生证（不能提供的，应由所在院校出具身份证明）、身份证或其他有效证件，由医院记账；对因病情需要到非选定的其他定点医院住院医疗的，院校应在开具的住院结算凭证上予以注明。

大学生在外省市发生急诊住院，或因病等休学期间需要在外省市住院医疗时，应到所在地的医疗保险定点医疗机构就医。发生的医疗费用由其本人垫付后，凭大学生本人的有效证件、代办人身份证、病史资料、医疗费收据、明细账单等，向院校大学生医疗保障管理部门申请报销。

另外，由于各医疗保险经办机构负责本市大学生住院和门诊大病医疗保障的就医管理及医疗费用审核结算等经办业务，因此大学生若在外省市发生急诊住院医疗费用的，可在出院或治疗后 6 个月内，由院校指定专人凭大学生身份证、代办人身份证、学生证复印件、出院小结、相关病史资料、医疗费原始收据、明细账单，集中到院校所在区县医保中心申请零星报销。首次办理零报时，代办人还应提供所在院校的介绍信及代办人身份证原件与复印件。目前区县医保中心只接受院校代办住院报销手续，不受理个人办理。

大学生的大病保险待遇和报销流程

最后，必须要说明一下大学生的大病保险待遇和报销流程。

大学生因大病在本市定点医疗机构进行门诊治疗或住院的，符合本市基本医疗保险规定的个人自负部分，纳入居民大病保险支付范围，由城乡居民大病保险资金报销 55%。

大学生大病范围除了城乡居民大病保险的四类，包括重症尿毒症的透析治疗、肾移植后的抗排异治疗、恶性肿瘤的门诊化疗（含内分泌特异性抗肿瘤治疗）、放射治疗、同位素抗肿瘤治疗、介入抗肿瘤治疗、中医药抗肿瘤治疗以及必要的相关检查、精神病（限于精神分裂症、中度和重度抑郁症、躁狂症、强迫症、精神发育迟缓伴发精神障碍、癫痫伴发精神障碍、偏执性精神病）治疗，还增加了血友病、再生障碍性贫血的治疗。

大学生因大病进行住院治疗的，出院后凭相关材料到选定的商业保险机构进行大病报销。因大病进行门诊治疗的，先按规定向院校申请普通门诊报销，再凭相关材料到选定的商业保险机构进行大病报销。

申请大病报销时应提供以下材料。

1. 身份证（未领取身份证的，提供其他有效身份证件）、学生证。

2. 医疗保障住院结算凭证（复印件并加盖所在院校印章）。

3. 符合本市医疗保险规定的医疗费用收据或本市城乡居民基本医疗保险报销结算单。

4. 门急诊病历、出院小结、费用明细清单等有关资料。

5. 委托他人代办的，还需提供代办人身份证、与委托人的关系证明（户口簿、出生证明或公安机关出具的其他关系证明）。

6. 参保居民本人银行卡。

7. 商业保险机构规定的其他材料。

（郑　　峻）

第 **11** 讲

改变心理，
健康与幸福就在心里

一、信念疗愈的力量有多大

信念是一种意志，是一种心态，是一种追求，是一种力量，是一种激励。信念的力量无穷无尽，可支撑人战胜一切困难，不达目的誓不罢休。

古今中外的不少临床案例中，不乏顽疾患者承蒙人间大爱，以坚强的信念最终战胜病魔奇迹康复的事迹。永恒的信念，执着的追求，能让你健康，也能使你成功！

这里我们先讲一个真实的故事：几个人和一位年轻人开玩笑，他们把这个年轻人的手脚捆起来，蒙住双眼，并把他抬到一条多年不用的铁轨上，邻近的铁轨上正好有一列火车呼啸而过，而当列车过后他们为年轻人松绑时，却发现他已经死亡。心理学家曾说，人在遭遇困境时真正可怕的不是恐惧，而是信念的缺失。当人和动物认定自己生还无望时，这种认定自己必死无疑的信念有时真会导致悲剧的发生。正像马丁·路德·金所说："这个世界上，没有人能够使你倒下。如果你自己的信念还站立着的话。"

顽疾来袭时，有多少人只会感叹命运的不公？悲伤、绝望、愤恨、埋怨，甚至精神崩溃。这种状态不但不利于疾病的治疗和康复，反而会加重病情。正如有些肿瘤患者，在确诊后不久即死亡。有人曾说过在死亡的肿瘤患者中，约有1/3是被"吓死"的。很多时候击败一个人的不是别人，而是由于自己失去了信念。人一旦失去生活下去的勇气，几乎就不再可能挽回自己的生命。正如罗曼·罗兰所说：最可怕的"敌人"，就是没有坚强的信念。

英国皇家医学院对 475 名癌症手术患者的康复研究发现，那些自信能战胜癌症，有良好心理素质的癌症患者，手术后有 67% 的人生存了 10 年以上。相反，对癌症极度恐惧，压力过大的人，有 80% 在手术后不久便相继去世。与其说他们是死于癌症，不如说是死于脆弱的心理。如果说脆弱是生命的悲哀和无奈，绝望、逃避就是意志的沉沦和丧失，那么永恒的信念、执着的追求则是理想的升华。

美国卡尔·西蒙顿医生，运用"想象疗法"治好了自身的皮肤癌。他的话更令人深思：为什么化疗在有些人身上有效，却对另一些人毫无作用？为什么有些人能靠食疗等手段康复，而另一些人却只能无助地死去？之所以有些人能从癌症中康复，有些人不能，"信念"是关键因素。真心相信治疗手段的人，会因治疗而感受到希望，随之而来的是积极的生活态度。积极的态度作用于大脑，使大脑产生有利于免疫系统的物质，从而促进自我修复。

科学研究证实，每个人都有异常强大的潜能。它一旦被激活，会让人得到意外的收获，甚至是奇迹。信念可以充分激活或调动机体的这种潜能，使机体的功能发挥到极致，让内分泌和免疫功能始终维持在一个最佳状态以战胜疾病。古希腊名医希波克拉底曾指出："人的精神是自己疾病的良医"，身体的健康在很大程度上取决于精神的健康。研究发现，良好的情绪、积极的心态，能增强大脑皮层的功能和整个神经的张力，进而影响自主神经系统、内分泌系统，由神经递质等中介物质刺激皮质激素、脑啡肽等物质的分泌。人体的免疫系统就像一个尽忠职守的哨兵，时刻监测人体的各个部位，一旦发现癌变苗头，便会迅速调集各路"精兵强将"围歼癌细胞。它还能最大限度地调动具有抗癌作用的 T 淋巴细胞、巨噬细胞、自然杀伤细胞的活性，共同围剿或杀灭癌细胞，利于癌症患者的自愈。

一个人活着，无论外界的环境多么恶劣，只要心中信念的灯亮着，所有的绝境都算不了什么。因为任何外来的不利因素都扑灭不了你对人生的追求和对美好生活的向往。由此看来，依靠信念的力量战胜病魔，有时确实比药物更重要。因为，信念的力量可以强大到让你无法想象，信念的力量足以撼动天地！尽管信念的强大作用，还难以用目前的科学知识真正解释清楚，但客观存在的事实是任何人都无法否定的。

（杨志寅）

二、面对青春期叛逆的子女，你该如何应对

青春期叛逆的孩子不知困扰着多少父母！这个时期的家长小心翼翼、提心吊胆，唯恐孩子"误入歧途"。许多家长对孩子是含在嘴里怕化了、捧在掌上怕碰了，舐犊情深、望子成龙；同时，又有多少父母为之付出了巨大努力，费了九牛二虎之力，竭尽所能，期盼孩子顺利度过叛逆期，好好读书，而很多孩子自己却不急，甚或任性、乱发脾气、反抗……

青春期叛逆的主要特点

青春期叛逆主要发生在 11 ～ 18 岁，即初中和高中阶段。孩子在此期间有强烈的自尊心，总希望得到教师、同学的重视与赏识，对未知事物有较强的好奇心，总想探个究竟、弄个明白，并想亲身体验。有些孩子会心情黯淡，封闭自己，常单独在房间里打发时间；部分孩子性格孤僻、任性，常以自我为中心，爱耍小脾气，听不进不同的意见，拒绝善意帮助、自控能力较差；还有些孩子反抗父母的情绪，有时会表现得非常强烈，甚至离家出走、误入歧途。

帮助孩子度过青春期叛逆的原则

看到个别走向邪路、走向绝路的青春期叛逆者的教训，实在令人痛惜，当然，问题的关键是本人，然而，对于这个年龄组的孩子来说，家长和教育工作者也负有不可推卸的责任。因此，建议对这些孩子应尽量做到以下几点。

1. 早期发现，正确引导，积极沟通，坚持陪伴、理解和尊重，不离不弃，耐心教化，爱心感化，细心呵护，对原则性问题温柔地坚持。

2. 切勿挖苦、讽刺、体罚、伤害、歧视，甚至打骂、责备、刺激或采取简单粗暴的教育方式，不仅不利于纠正孩子的行为，可能更促使他们产生抵触心理，变得更加叛逆。

3. 对于各种危险行为，如早恋、性行为、物质依赖、小群体的不正常活动等，要尽早消灭在萌芽状态。

有一些优秀的写给孩子的家书，对于青春期叛逆的孩子及家长都有重要的参考价值，值得细读。故事不仅为青春期叛逆者的引导教育方法起到示

范，同时对青春期叛逆者也有着启迪与感召的作用。真情妙语不但可以著文章，亦能感化心灵，打开心扉，用智慧启迪智慧，用爱心感化心灵，相信大爱的力量，大爱会给世界带来奇迹。

（杨志寅）

三、如何顺利应对长假过后的"上班恐惧症"

大家在轻松愉快享受假期的同时，是否意识到节后的工作日即将来临？有的人可能会紧张、担心，把长假后无法恢复工作状态的后果想得比较糟糕，甚至产生"回避"的想法，因为具有恐惧症的特点，我们姑且称之为"上班恐惧症"。为了更好地适应节后的工作状态，假期的后两天还是需要好好调整一下，下面就为大家从心理调整的角度提一些建议。

心态很重要

一张一弛，一弛一张，繁忙的工作和生活本来就是常态，即便辛苦，适应就好。其实只要有足够的思想准备面对即将开始的快节奏工作和生活，我们对于节后的适应已经完成一大半了。

计划周全，准备充足

虽然计划不如变化快，但有计划肯定比没计划好。恢复工作日的前一天要保证充足的睡眠和充沛的精力，制定好工作计划。早晨把上班时间提前，以避免早高峰引起心情急躁或上班迟到，否则可能对一天的工作都会造成负面影响。看起来十分微小的变化，可能会对之后的工作造成巨大的影响，"蝴蝶效应"说的便是这个意思。

睡个好觉，比啥都重要

长假期间，彻夜狂欢，通宵娱乐，生物节律很容易被打乱。工作日前需要有意识地调整恢复，比如睡眠方法的调整。

1. 在床上翻来覆去难以入睡时，采用刺激控制法：不要早上床，只在困意来临时才上床，如果上床后15～20分钟内不能入睡，则要起床活动活动，看书、做家务等，避免使人高度兴奋的活动，如下棋、打扑克等，当再次感到困倦时再上床，如 15 ~ 20 分钟内仍不能入睡，则再起床活动，如此反复，直至入睡。这个方法的目的在于形成条件反射，床只是用来睡眠的地方。

2. 对于睡眠浅常常醒来的人，则可以采用睡眠限制法：先估算自己每晚睡眠的平均小时数，然后把自己在床上的时间限制在这个数值。例如，估计平均每晚睡 4 个小时，就规定自己每天凌晨 2 时上床，6 时起床。数天后，当每晚在床上的大部分时间为睡眠时间时，开始增加床上时间，改为每天凌晨 1 时半上床，仍为 6 时起床。当床上时间又大部分为睡眠时，再次提前半小时上床，以增加床上时间，这样逐渐达到正常睡眠时间。睡眠限制疗法要求，每天早上在规定时间起床，即使夜间睡眠不好，也要按时起床，中午不要午睡。

如果半小时睡不着，睡眠很浅，轻微的声音就会被吵醒，多梦，尤其多噩梦，早上比平时早醒 1 ~ 2 小时，建议及早到心理科就诊，听取医生的建议，给予放松训练，心理咨询，必要时药物治疗可以助你快速改善睡眠。

放松身心，缓解焦虑

现代社会中，无论是工作还是生活，节奏很快，压力很大，环境很挤，关系很杂，这些都是容易导致焦虑的原因。节后就要从慢节奏的休闲状态转入快节奏的工作状态，可以采用以下方法。

1. **放慢节奏**　工作中要分清紧急的事和重要的事，处理紧急的事心里要适当放慢节奏，处理重要的事要预留足够的时间。

2. **延迟满足**　心情急躁时切忌想说就说、想做就做，而要三思后行，避免不良后果。如果出现紧张、担心、恐惧、害怕，多思多虑，心神不定，坐立不安，心慌，手抖、出汗，频繁腹泻等，影响正常的工作和生活，这很有可能是焦虑症的表现，建议去心理科就诊，通过心理治疗或药物治疗改善情绪。

3. **觉察抑郁**　医学上，抑郁是相对于躁狂而言的；日常生活中，抑郁是相对于兴奋而言的。长假的兴奋会愈发凸显出节后的抑郁，要学会觉察自己的情绪在哪一个水平。正常的情绪状态可以在一定范围内波动，有点像股票走势图，有时高，有时低，只要在一定的范围内，不必大惊小怪。

但是，如果没有明确的原因，持续出现开心不起来、做事没兴趣的情绪时，则要当心抑郁情绪的可能。如果伴有周身乏力，记忆力减退，自我感觉很差，工作效率很低，甚至有消极悲观的想法时，更要及早到心理科就诊。

假日的喧嚣终会归于平静，我们将回归工作岗位，及时调整心态与情绪、调整生活规律，为接下来的工作生活充满电，继续前行！

（骆艳丽）

四、你真的是强迫症吗

精神障碍是大部分人难以接受的疾病，而强迫症是人们常用来"自黑"的"梗"——"我怎么老觉得摸过别人的东西手就不干净了，我是不是得强迫症了？""你怎么每次都反复去拉门，刚才不是已经锁好了吗？""没办法，我强迫症。""你的书为什么非要按从小到大的顺序摆放，那多费时啊？""我有强迫症，不这样放我浑身难受。"但是，强迫症真的这么简单吗？你真的是强迫症吗？

什么是强迫症

强迫症是一种比较常见的精神障碍，核心表现为强迫思维或强迫行为，或两者同时存在。

1. **强迫思维**　是头脑中反复出现的、不需要的闯入性的想法、怀疑、表象或冲动。我们来举几个例子：总是怀疑没关好门窗；总是怀疑自己说的话是否正确（强迫怀疑）；反复回忆经历过的事件；如被打断则需从头开始（强迫回忆）；反复纠缠于一些缺乏实际意义的问题上不能摆脱（强迫性穷思竭虑）等，这些都属于强迫思维。另外，还有一种叫强迫意向（又叫强迫冲动），名字难懂却有不少人曾经有过这种体验，比如生完小孩不敢抱到窗前，担心自己把孩子扔下去；不敢进厨房，担心自己会拿刀子伤害家人等，事实上患者深知自己不会做出上述行动，但这种难以控制的冲动会一直纠缠在心里挥之不去，这些便是强迫意向。

2. **强迫行为**　是指反复出现的刻板行为，大部分的行为是非自愿的，常见的表现有反复洗手和洗涤衣物（强迫清洁），每天洗手次数多达数十次甚至上百次，两三天用掉一块肥皂，甚至洗澡时间长达三四个小时；在关门或关煤气阀门后还要反复确认十余次（强迫检查），反复数电线杆或楼层（强迫计数），哪怕上班要迟到了也不得不把几十层数清后再走；不断重复某一套特定动作或仪式直至完整地完成（强迫性仪式动作）。

哪些人容易得强迫症

强迫型人格特征：除了有强迫症患者的家属得强迫症的概率相对较高外，具有强迫型人格特征的人也容易得强迫症，强迫型人格特征是指性格相对比较刻板固执，循规蹈矩，凡事追求完美，反复检验，行事拘谨，考虑周详，常常事先计划好一言一行，尽可能避免变化，与强迫症不同，强迫型人格特征一般出现于早年，且"江山易改，本性难移"，一般持续终生，由于做事谨慎周详，常以高标准要求自己，往往成绩优秀，事业有成。

虽然都以"强迫"为前缀，但强迫型人格并非是强迫症的充分或必要条件。流行病学资料显示，强迫症患者中有 16%～36% 没有强迫型人格，但相对于抑郁症与抑郁型人格，焦虑症与焦虑型人格的相关性，强迫症与强迫型人格特征的相关性最高。这也就意味着，具有强迫型人格特征的人并非都会患上强迫症，只是得病的概率更高而已。

说起强迫症，也许有人还会想到处女座，与强迫症相似的，处女座们在生活中容不得"脏、乱、差"，他们力求完美，如衣物书籍的摆放以及做每件事的步骤都必须要按一定的规矩，但处女座性格与强迫症之间却有着本质的区别，处女座性格更应该用"完美主义"一词来解释，完美主义，力求把每一件事都做好，而强迫症是不断地去重复并无法控制地去做一件没必要或不愿意去做的事。

怎么判断自己是否得了强迫症

诊断强迫症没有那么简单，其诊断标准在症状、持续时间、严重程度上都有一定的要求。

1. 有强迫思维或强迫行为，或两者并存。
2. 这种思维必须是起源于患者本身，而不是他人强加的。
3. 这些症状可引起不快、痛苦或妨碍生活、工作、学习。
4. 患者试图抵制这种想法或行为，但往往是"做无用功"。
5. 以上症状及特点至少持续 2 周。

只有以上 5 点均符合才能诊断为强迫症。本节开头中的两种情况，大部分人只是洗手的频率增加了，目的是保持双手卫生，洗手的时间和次数多在正常范围内。而数次检查以确认门关好后才感到放心、物品必须按一定顺序摆放后才感到心情舒畅等，从重复中获得愉快或满意的行为，只要不影响正常的学习和生活，都不属于强迫症。

典 型 病 例

李女士在 10 余年前因"酒精中毒"后自觉下半身不干净（强迫思维起源于患者本身），起初表现为洗澡时使用多块香皂清洗不同部位。后来，在当地医院妇科诊断为"妇科炎症"，医生告知可经常用热水烫洗内裤，故而出现反复使用开水烫洗衣物，逐渐扩展至烫洗毛巾等，反复洗手，手接触过家具等物件后需重新清洗（强迫行为）。仔细回忆洗手、洗衣服的过程，一步乱了就要重洗（强迫性仪式动作）。患者进而反复用热水洗手，有的时候用开水烫（妨碍生活），认为开水可以杀灭细菌、病毒等。6 年前患者逐渐开始认识到对反复洗涤的困扰，并产生纠结、矛盾的心理（引起患者的痛苦），虽然试图阻止自己洗手、洗衣物的行为，但无明显效果（试图抵制，但为"无用功"）。

病前性格：刻板、固执、敏感、挑剔。

诊断：强迫症。

强迫症在临床上的治疗以抗抑郁药物或心理治疗为主，心理治疗是强迫症患者治疗方案的首选，其中，认知行为治疗是公认最为有效且具有充分依据的方法，药物治疗以选择性 5- 羟色胺再摄取抑制剂（SSRIs）为首选。当然，要想彻底治疗强迫症，还是需要精神科医生根据病情量身定做，治疗个体化方案最好。

朋友们，通过以上的解释，你是否真正了解强迫症了呢？下一次在你因为总是洗手而被别人质疑时，或许你可以告诉他"我洗的不是强迫，而是完美！"

（梁韵淋　骆艳丽）

五、唱响预防产后抑郁的乐章

多么痛的领悟，你们是我的全部
——产后抑郁症会导致严重的后果

国内外因产后抑郁导致的悲剧屡见不鲜。据统计，每 10 个孕妇就有 1

个会得产后抑郁症，半数以上的新妈妈会出现抑郁的情绪。现在，产后抑郁已得到越来越多人的认识和重视。为避免发生严重的不良后果，及时了解孕产妇的焦虑情绪并进行有效干预，有着重要意义。

起病时间	产后 4 周内		
发病率（我国）	平均约 15%（由于受家庭文化、教育程度、生育年龄等因素影响，我国不同地区发布的发病率统计结果有一定差异）		
复发率	约半数以上会在未来 5 年内再次发作		
抑郁的严重程度	轻度抑郁	中度抑郁	重度抑郁
主要临床表现（无精神疾病病史）	"心情压抑""情绪低落""体验不到养育乐趣"	"难以集中注意力""缺乏自信""总是有严重自罪感"	"无缘由长时间哭泣""有自杀或伤婴观念或行为"

离不开暴风圈，来不及逃——导致产后抑郁症的危险因素众多

综合国内、外研究报告，产后抑郁的危险因素很多，可归纳为生物、心理和社会三个方面。生物因素主要与女性激素的变化有关，心理、社会因素则多种多样。常见的心理、社会因素有：应激性生活事件、缺乏良好的社会支持、分娩前恐惧、分娩并发症、夫妻关系、婆媳关系、家庭经济、乳汁分泌、孩子喂养、人格特点、孕期健康教育等。为了生育孩子，女性在一段时间内连续经历了备孕、妊娠、分娩、母乳喂养和新生儿护理等一系列挑战，并且在生理和心理上都遭受了巨大的痛苦。所以，如果产妇和家人对这些痛苦的降临缺乏足够的重视和心理准备，产后抑郁症可能一触即发。

产后抑郁症患者可能出现自伤、自杀的行为，不利于产妇精力和体力的恢复，可能导致共患其他疾病，或发生产后并发症的恶化或慢性化。对于婴幼儿而言，产后抑郁症患者可能对孩子造成器质性危害，母婴连接障碍可导致孩子智力、情绪与个性发育障碍，增加青少年发生暴力行为的风险。

爱你多一点，世间都仿似美好多一点
——预防产后抑郁症需要家人的关爱和支持

轻度产后抑郁症可以通过单一的心理疗法来缓解。正所谓，心病还需心药医，多倾听产妇的想法，加以积极的心理疏导，给予她更多的爱和鼓励，

努力营造出温馨和谐的家庭环境。"爱你多一点"这味药适用于所有产妇和婴儿，没有不良反应，且符合合理用药的安全、经济、有效原则，药师推荐您和家人"大剂量"使用。

吃什么苦药，才能达到最佳的疗效
——治疗产后抑郁症的相关药物

中、重度的产后抑郁症患者除了进行心理治疗外，还需要通过药物来进行治疗，常用的一线治疗药物为选择性 5-羟色胺再摄取抑制剂（SSRIs），主要包括氟西汀、帕罗西汀、舍曲林、氟伏沙明、西酞普兰及艾司西酞普兰。对于哺乳期妇女，慎用。

目前尚无证据表明哪种抗抑郁药对产后抑郁症更有效。选药的主要依据为既往用药史及耐受性。一般而言，使用抗精神病药物或情感稳定剂治疗的患者，病情使患者很难维持对子女的正常哺乳，因而不推荐此类产妇进行母乳喂养。现有许多治疗药物都不能完全排除其对婴儿的不良影响，所以要权衡利弊，在医师指导下谨慎选用，使用前需要细致地评估患者和婴儿情况，并且需注意哺乳方法。心理治疗仍为产后抑郁症的首选治疗方式。

阻挡风和雨，有爱陪伴你，告诉你不放弃
——让我们一起努力预防产后抑郁症

身为父母，我们共同努力，创造爱的奇迹，并为这颗小生命的到来而欣喜。在这一路上不免历经风雨，不免会有困顿迷茫。不论何时，请与家人多一些沟通和陪伴，也请相信这一段特殊的经历将会成为我们人生中最难忘和美好的记忆。

（张　波）

六、当抑郁症撞上"更年期"

55 岁的王女士最近遇上一件麻烦事，不知为什么这 1 个多月以来，全身像有蚂蚁爬一样，一会儿头皮发麻，一会儿舌头发麻，一会儿腰部皮肤又发麻，更令她难以启齿的是：尿道、阴道、肛门周围也出现了一阵阵的酸麻感，大、小便也受到影响。此外，王女士还时常感到肩膀疼、腿酸、头胀，

总之哪儿哪儿都不舒服。王女士深受折磨，饭也吃不下、觉也睡不好、心情更加糟糕，每天一点精神也没有，什么也不想做，有时甚至觉得还不如死掉算了。朋友担心王女士可能抑郁了，于是介绍她来到了某心理科诊室，在医生的询问下，这件"麻烦事"的谜底才渐渐揭开。果然，医生给王女士诊断为"中度抑郁发作"，但是，在医生问诊过程中，王女士却产生了不少疑惑——医生询问了王女士的月经情况并提到了一个王女士不大熟悉的词语"围绝经期"。

什么是"围绝经期"

根据世界卫生组织（World Health Organization，WHO）的定义，"围绝经期"是指绝经前到绝经后12个月的一段时间，出现与绝经有关的内分泌、生物学改变及临床特征。其实，按照我国老百姓通俗的说法，围绝经期就是"更年期"，一般发生于40~60岁，是指妇女从性成熟期逐渐进入到老年期的一段过渡时期，即从卵巢功能开始衰退到完全停止的阶段，在此期间最突出的表现是绝经。

王女士听了还是感到奇怪，自己是因为心情不好才来看心理科的，医生为什么要问自己有没有绝经呢？难道这两者之间还有什么关联？

围绝经期和神经精神症状有什么关系

在围绝经期，由于卵巢功能衰退所导致的性激素急剧改变，以及社交、生活压力等心理社会因素的综合影响，许多妇女会出现潮热、盗汗、躯体感觉异常、疼痛、睡眠障碍、情绪改变、记忆力下降、工作能力下降等症状，这些症状可能在女性最后一次月经期前的许多年开始出现，并持续10年以上。据国外临床研究调查，围绝经期女性的抑郁、焦虑症状评分明显升高，国内研究也表明围绝经期女性更容易患上"抑郁症"。

经王女士回忆，原来自己早在月经完全停止前的两三年就出现了情绪低落、乏力、失眠、食欲下降等症状，还常常伴有潮热、出汗、耳鸣等自主神经症状，但当时并没有太在意，也从没想过看医生。最近，老公经常和朋友在外面喝酒、打麻将，对自己关心少了，王女士才出现了全身游走性的不适及疼痛、头胀等躯体症状，原有的情绪低落、乏力、失眠、食欲不佳等症状也进一步加重，甚至出现了消极的念头。看来，自己患上抑郁症果然和"更年期"有很大的关联。

但是，王女士又想：每个女人都有"更年期"，也不见得大家都得了抑郁症，更年期为什么会引起抑郁？得了这个病，还有办法治吗？

围绝经期女性好发抑郁的原因有哪些

围绝经期女性好发抑郁的主要原因包括生物、心理、社会因素，可归结为以下几点。

🌿 生物因素

1. 国内、外研究表明，雌激素水平明显下降或雌激素的高水平波动都可能是围绝经期抑郁发作的生物因素。

2. 围绝经期女性慢性躯体疾病增多，其诊治过程也易诱发抑郁症。

3. 多米诺学说认为，围绝经期综合征的一系列症状（如潮热、盗汗、睡眠障碍、性欲低下、阴道干涩、性交困难和疼痛、性生活不满意）以及由此引发的夫妻不和等，可进而诱发抑郁。

4. 既往有抑郁症病史，围绝经期也易再次复发。

🌿 社会心理因素

围绝经期女性常面临退休后角色变化、子女结婚离家、夫妻感情变化、亲人丧失等问题，心理状态随之发生变化，可出现失落感，并引起无助、失望甚至绝望。当症状严重时可导致抑郁心境，不愿参加社会活动，认为自己毫无价值，进而发展为抑郁症。

围绝经期抑郁症的治疗方法

围绝经期抑郁症的治疗方法主要包括药物治疗和心理治疗。

1. **药物治疗** 国内、外研究中涉及的治疗方案主要包括抗抑郁药物治疗、性激素补充治疗（HRT）及抗抑郁药物联合 HRT 治疗。其中，HRT 是一种较为前沿的治疗方案，有报道显示，抗抑郁药物联合 HRT 对围绝经期抑郁症的治疗效果明显，其疗效优于单药的两倍。大多数研究结果都不支持单独使用 HRT 治疗重度抑郁。并且由于其抗抑郁机制不明确，药物使用剂量、持续时间以及如何与其他抗抑郁药物联用等问题均有待研究，因此关于HRT 是否应当用于围绝经期抑郁症治疗这一问题，目前临床上仍有争议，并且无指南推荐。目前临床针对围绝经期抑郁症的药物治疗仍以抗抑郁药物为主。

2. 心理治疗　主要包括认知行为治疗、家庭治疗、婚姻治疗、人际心理治疗等。

尽管围绝经期女性好发抑郁、焦虑等情绪问题，但并不是每个人都会发展至抑郁症或焦虑症。如果能够保持乐观的生活态度，广泛培养兴趣，适当锻炼身体，多与家人或朋友倾诉，遇到难以解决的情绪或躯体问题及时寻求医生的帮助，顺利度过围绝经期就不是梦！

（吴佳馨）

七、原因不明的痛，原来根源在心里

老王今年 60 了，刚刚退休，原本以为可以享享清福，却不料得了一场怪病，起初是右侧肩痛，但是 2 个月后突然感觉到左侧胸痛，以为休息一下会慢慢好转，谁料想逐渐出现了身体其他部位的疼痛，连胃肠道功能也渐渐不好了，还常出现胸闷、气促，于是老王开启了"doctor-shopping（逛医）"的漫长求医之路，拍片子，验血，做 B 超，几乎从头查到了脚，也没有发现明显的病变，这可愁坏了老王一家人。老王有病在身，郁闷在心，找不到病因就越想越怕，而在家人眼里又觉得这病看不见、摸不着，不会是老王装的吧。还好，一次偶然的机会让老王得知原来还有一种痛是由心理因素引起的，于是来到了心理科，医生详细了解了病史及检查结果后，考虑诊断为"躯体症状障碍"，虽然老王没搞清楚这到底是什么病，不过遵照医生建议吃了抗抑郁药后，这东痛西痛、浑身难受的症状还真消失了。

下面，我们就来认识一下这个"躯体症状障碍"。

这么奇怪的病是怎么发生的

精神分析理论

精神动力学理论认为，童年时期的某些冲突或疼痛可以成为成年期心理防御机制的一部分。比如上述的老王，在医生问及他的成长经历时，他很感慨地说了一句，"医生，如果你不问，这件事我是不会和任何人提起的"，原来自幼他就被爸爸以各种理由甚至是毫无缘由地暴打。果真，说不出的痛才是真的痛！他说从小他的快乐和疼痛就联系在一起，而这次发病正是在女儿怀孕生宝宝之后，原本是件开心的事，但对他而言，童年的创伤回忆再次浮现，疼痛也随之而来。

人格理论

人格是指相对稳定的性格特征，这类患者往往具有"疼痛易患人格"，主要表现为对躯体症状比较敏感，容易紧张、担心，并且还可能具有某些神经质的特征，如焦虑、抑郁、强迫、疑病等。文中的老王就具有对身体上轻微不舒服无限放大的性格，身体出现某些轻微症状时，他就会担心是不是得了很严重的病，因此经常"逛医"，反复多次到不同医院检查，听不同医生的解释，最终都找不到"想要的"答案，而症状却越来越重。医生给老王做了个人格测试"明尼苏达多相人格调查表（MMPI）"，结果显示，疑病、抑郁亚量表的分数显著高于正常，而另一个症状量表"90项症状清单（SCL-90）"则显示躯体化、焦虑、抑郁因子分明显升高。

生物学理论

任何心理问题都有其器质性病变基础，躯体症状障碍也是如此。有研究发现，躯体症状障碍患者血中的5-羟色胺、去甲肾上腺素水平异常，同时存在感觉阈值下降、感觉敏感性增加的问题。我们在躯体症状障碍患者的磁共振检查中，通过电针致痛结合情绪图片的方法，发现这类患者看负性情绪图片时大脑反应比普通人增强，看正性情绪图片时大脑反应比普通人减弱，而给予疼痛刺激时，观看负正性情绪图片比正性情绪图片的大脑反应增强，说明患者的情绪状态在一定程度上影响着疼痛症状的发生。

继发性获益

疼痛的持续存在还可能与继发性获益有关，如经济补偿、配偶的关注等。当有所获益时，患者的疼痛行为会被强化，而当被视而不见或受到惩罚时，患者的疼痛行为则会被抑制。临床上比较常见这样一种情况，年轻的孩子出现持续性腹痛，反复检查却找不到病因，原来腹痛最初出现时，正是父母关系不好打算离婚的时间，而孩子的腹痛在一定程度上转移了父母的注意力，孩子继发性地尝到了"甜头"，腹痛就会不自主地（潜意识层面）间断出现，于是一家人就踏上了漫漫求医路，离婚的事早就被抛在脑后了。

症状如此复杂多变，根据什么表现诊断躯体症状障碍

尽管绝大多数精神疾病的诊断是根据医生和患者的访谈做出的，而并非根据实验室检查或仪器检查的结果，即便如此，躯体症状障碍的诊断还是有非常严格的诊断标准的，根据《美国精神疾病诊断与分类手册》第5版（DSM-5）的规定：①患者出现一个或多个躯体症状，并为此感到非常痛苦，日常生活可受到影响；②患者可出现与症状实际严重程度并不相符的想法，也可出现明显焦虑，或为症状花费过多时间和精力；③症状出现通常持续超过6个月。比如前面提到的老王，有多种躯体不舒服的表现，检查却没有发现明显的器质性病变，而他又习惯于把症状放大，可能疾病只有三分痛苦，却感受到七分，并为此花费大量时间和精力，在排除了其他如抑郁症、焦虑症等疾病之后，就要考虑躯体症状障碍了。

怎么才能治好躯体症状障碍

躯体症状障碍的治疗主要包括药物治疗和心理治疗，除此之外还有物理治疗等方式。

药物治疗

前面提到躯体症状障碍患者血液中5-羟色胺、去甲肾上腺素水平异常，而抗抑郁药物主要作用于这两类神经递质，所以在临床治疗中，抗抑郁药药物治疗是首选方法。临床最常用的抗抑郁药包括SNRIs和SSRIs两大类。

SNRIs，即5-羟色胺和去甲肾上腺素再摄取抑制剂，主要有度洛西汀、文拉法辛，因为两种药物均可同时作用于两种神经递质，提高机体对疼痛的耐受力，所以对于慢性疼痛有较好的疗效。

SSRIs，即选择性5-羟色胺再摄取抑制剂，主要包括氟西汀、舍曲林、西酞普兰和艾司西酞普兰、帕罗西汀、氟伏沙明。这类药物主要作用于5-羟色胺，可改善多种没有相应器质性病变的躯体症状，如老百姓常说的胃肠道功能紊乱、心脏神经官能症等。不过，不同的药物有不同的代谢特点，医生会对患者的临床特征、症状表现、年龄、基础疾病等因素综合考虑，制定治疗方案。

心理治疗

　　临床常用的心理治疗有认知行为治疗和精神动力学心理治疗，也可根据参加治疗的人数将之分为个体心理治疗和集体心理治疗两种。认知行为治疗可以帮助躯体症状障碍患者识别习惯性的负性思维，代之以积极的想法或应对策略。而精神动力学心理治疗则是帮助患者了解自身成长经历和防御机制对自己造成的影响，文中的老王就是在药物治疗的基础上，通过心理治疗逐步认识到童年经历以及现实生活中的压力对自身疾病形成的影响并逐渐调整，学会了应对措施。

（骆艳丽　梁韵淋）

八、器官捐献——以另一种方式继续活着

　　《沉睡的人鱼之家》是日本作家东野圭吾的小说，讲述的是一个关于死亡的故事。故事中的女主角瑞穗是一个六岁的小女孩，在一场游泳事故中，瑞穗失去了意识，成为一个需要全方位照顾的类似脑死亡的患者。在3年的时间里，瑞穗的父母没有放弃，应用一切高科技手段帮助瑞穗呼吸，活动四肢，想尽一切办法希望瑞穗能够继续她的生命，但是最终瑞穗仍然走到了生命的终点。

　　这又是一个关于生命的故事。在第一次瑞穗被告知可能已经脑死亡的时候，瑞穗的父母拒绝了器官捐献，但是在3年后，经历了内心的挣扎和困惑后，瑞穗的父母，尤其是她那十分坚强的母亲，最终选择了器官捐献。瑞穗虽然在生物意义上是死亡了，可是她的心脏却在其他需要帮助的人身上继续跳动着。从这一点来说，瑞穗是以另一种方式继续活着。

　　我国是世界第一人口大国，也是世界第二大器官移植大国，每年有大约30万的重病患者需要器官移植，而器官捐献数却非常稀少，比如2015年我国共有2766人捐献了7785个器官，应该说两者之间的缺口是非常巨大的，很多患者在等待器官移植的过程中死去。我国是器官捐献相对比较落后的国家，很多人对器官捐献不了解，甚至有一种排斥心理。现在就让我们来了解一下什么是器官捐献，为什么要器官捐献。

　　首先，需要明确的是，器官捐献并不是大众所认为的遗体捐献。遗体捐

献是指捐献者死亡后，将遗体捐献给医疗单位或者医学院校进行科研教学之用，对捐献者生前的状况没有要求。

器官捐献是指当一个人不幸死亡时，根据本人和家属意愿，将其功能良好的器官，捐献给因器官功能衰竭急需器官移植的患者，挽救他人生命，让生命得以延续。

先从法律的意义上来了解一下器官捐献需要征得哪些人的同意。2007年，国务院颁布《人体器官移植条例》中提到："公民生前表示不同意捐献其人体器官的，任何组织或者个人不得捐献、摘取该公民的人体器官；公民生前未表示不同意捐献其人体器官的，该公民死亡后，其配偶、成年子女、父母可以以书面形式共同表示同意捐献该公民人体器官的意愿。"

从条例中，我们可以看到，如果公民生前不同意，那么不得进行器官捐献；如果公民生前未表明明确意愿，在其死亡后，家属有权决定是否器官捐献，但是需要征得所有直系家属的一致同意才能器官捐献；如果公民生前同意，死亡后也需征得其直系家属的一致同意，才能进行器官捐献；如果公民生前同意，死亡后未能找到家属的同意，法律上虽然没有明确解释，但一般认为也不能进行器官捐献。需要说明的是，这里的直系家属是指公民的配偶、成年子女，或者父母。

哪些人适合器官捐献

潜在捐献者没有绝对的年龄限制，原则上没有传染病、没有癌症（除原发性脑肿瘤）都可以捐献器官，最终能否捐献由医学专家评估后决定。

哪些器官可以捐献

可以捐献的器官包括肾脏、肝脏、心脏、肺脏、胰腺、小肠等。器官捐献者或其家人不可以指定将器官捐献给某位特定人士，根据国家卫生健康委员会制定的分配原则，所有的捐献器官必须通过中国人体器官分配与共享系统来分配。

其次，我们了解一下简明的器官捐献的流程：①医学评估；②征得家属同意；③死亡判定；④器官获取。

最后，我们来看一下，在我国关于器官捐献中的死亡又是如何判定的呢？死亡判定是由死亡判定专家根据一定的标准来判定的，目前在我国分为：脑死亡、心死亡、脑心双死亡。《沉睡的人鱼之家》中的瑞穗即是脑死亡，简单点说就是全脑功能丧失，而心脏可能还在跳动，一般会间隔12小时做两次判定，两次都达到脑死亡标准才能判定患者为脑死亡。心死亡，比较容易理解，心脏停止搏动了，即是心死亡。还有一种比较严格的脑心双死亡，就是即使达到了脑死亡标准，仍然严格按照心死亡的标准来判定。

每个人都有走向生命终结的那一天，如果在生命的最后一刻，献上"生命的礼物"（器官捐献），帮助那些需要的人们，那么，那就不是生命的终点，而是以另外一种形式继续活着。

（徐仲卿）

九、临终关怀——平静地告别

医学即使发展至今日，还是有些疾病无法治愈，比如某些晚期癌症，比如渐冻人。对于这些患者，不久后的死亡是不可避免的。

国外有一部纪录片，记录了一名渐冻人患者要求安乐死，医生为其实施安乐死的过程，在整个过程中，他的爱人一直都陪伴在他的身边，虽然充满了悲伤，却又十分宁静，仿佛这名患者只是睡着了一般。

在我国，安乐死并不合法。但是对于那些即将死亡的患者，生命的最后阶段还有一种另外的选择，那就是临终关怀。

临终关怀（hospice care）的理念始于英国。20世纪50年代，英国的一名护士桑德斯在其工作的肿瘤医院里，目睹了临终患者的痛苦，决心改变现状。于是，1967年，她创办了著名的临终关怀机构St. Christopher's Hospice，使临终患者能够舒适平静地走完最后一程。之后，临终关怀的理念先后传入其他国家，80年代后期被引入中国。

Hospice care 在中国香港称为"善终服务"，在中国台湾称为"安宁照顾"，中国大陆则称为"临终关怀"，它的目标就是提高患者的生命质量，减轻病痛与其他生理症状，解决患者的心理、社会和精神需求，令患者内心宁静地面对死亡。同时，临终关怀还能够给予患者家人一定程度的支持，帮助病患家人承担劳累与压力，做好准备接受他们挚爱的离世。与其他医学治疗不同，临终关怀的目的并不是为了治愈疾病，而是在患者剩余的生命中保证他们的生活质量。

这里，还要提到一个概念，叫作姑息治疗（palliative care），姑息治疗与临终关怀均是出于对重症患者的仁慈关爱，但两者的概念不完全相同，临终关怀可以看作是姑息治疗的一部分，同时姑息治疗也是一门独立的专科。姑息治疗主要是根据患者的情况，给予缓解患者症状的对症治疗，比如疼痛、恶心、便秘等。而临终关怀则更多地关注患者的心理、情感以及精神需求。临终关怀主要针对的是终末期的患者，而姑息治疗可以是患者还在接受积极治疗的同时就开始。

什么样的患者适合接受临终关怀

首先，是预期寿命不超过 6 个月的终末期患者。当然，这并不意味着临终关怀只有 6 个月的时间，而是可以持续提供，直至患者的生命终结。

其次，临终关怀并不仅仅针对癌症末期患者，也包括其他疾病终末期的患者，比如慢性心力衰竭、肾功能衰竭、痴呆、慢性阻塞性肺疾病或者肌萎缩性脊髓侧索硬化症（俗称渐冻人）的患者，均可以接受临终关怀服务。以美国为例，接受临终关怀服务的患者只有 36% 是晚期肿瘤患者，还有 64% 的患者是其他疾病终末期患者。

而且，临终关怀也不单单针对老年人，任何年龄的患者，只要是疾病终末期，都可以接受临终关怀。当然，以年龄结构分布来说，还是以老年人群为多。

什么样的场所适合提供临终关怀

国外，通常在患者的家中、临终关怀中心、医院、有条件的护理中心均可以提供临终关怀服务。而国内，目前大部分是在临终关怀中心。以上海为例，现在共有 18 家社区服务中心提供临终关怀服务，每个区域基本都有一家，所有费用都可以通过医保支付。

临终关怀服务由什么样的人提供

临终关怀服务是由一个团队提供的。团队中包括医生、护士、社工、药师、心理咨询师等人员，所有人员都是接受过临终关怀培训的专业人士，可以为患者及家属提供 24 小时全天候的服务。

临终关怀的理念引入国内至今已有近 30 年的历史，但是能够接受这个理念的人群仍然不多。国人提倡"百善孝为先"，常常有人认为，但凡任何疾病、任何状态都要尽力抢救，不然就是不孝，即使是疾病终末期的患者，也必须全力抢救，这是一个误区。

生老病死是一个自然过程，没人可以例外。每一条生命都会走向终点，对于即将到达终点的患者，大多都希望平静而有尊严地离开。在生命的尽头，让他们尽可能地减少痛苦，坦然、平静地谢幕，同时应帮助家人舒缓压力，做好家人离世的准备，这就是临终关怀的含义所在。

古人云："孝当竭力，非徒养身。鸦有反哺之义，羊知跪乳之恩。岂无远道思亲泪，不及高堂念子心。爱日以承欢，莫待丁兰刻木杞；椎牛而祭墓，不如鸡豚逮亲存"。亲人在世时，尽量照顾，亲人即将离世时，安然接受，陪伴他们平静地走完最后一程，这就是孝道。

（徐仲卿）

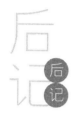

一、舍得之间

最近听到一个关于舍与得的故事：有两个人重新投胎到人间，轮回前要选择"舍"还是"得"的人生，一个说我要选择"得"的人生，另一个说我就选择"舍"的人生吧。选择"得"的人生的人成了乞丐，每天乞讨，接受着别人的赠予，得到的是别人的资助与怜悯；而选择"舍"的人生的人成了一个富有的人，拥有了财富、智慧、精神，他广施恩惠，永远在分享自己的知识与财富。

舍得舍得，先舍才有得。我身边有一群这样的人，他们以"勤储爱心，乐享幸福"为宗旨，以"助人为乐、助人自助、利人利己"为口号，分享爱心，收获幸福，他们就是——义工，自称"小蜜蜂"。我有幸也加入到了这个团队，成为急救知识巡回宣教服务队普通的一员，顾名思义，我们的主要任务就是向公众进行急救知识的宣传普及。

这一天下午，我像往常一样跟着队长文若兰老师和几位义工，将笨重的人体模型搬上车后，开始了新的"旅程"，这次我们将去往湛江市特殊教育学校进行海姆立克急救技术的培训。到达学校后，正在开家长会，我们找了一个空旷的教室坐下安静地等候，文老师由于近期工作繁忙，备课过于疲劳，趴下一会儿便进入了浅睡眠，我们都不忍打扰。

家长会结束后，我们立即去教室做好培训前的准备，文老师听到声响醒来，立马也进入了培训状态。课前文老师对上次培训关于徒手心肺复苏术的内容向老师和家长进行了考核和提问，大家都争相抢答，气氛十分活跃。这次培训的内容是关于异物堵塞气管时的紧急处理，老师跟家长们都听得特别认真，可是课堂上不时会出现几声怪异的叫声——原来是一位妈妈带着自己的小孩在听课，这个孩子显然对我们的课程没有兴趣，尽管妈妈轻声细语地哄着他，可是仍然没效，孩子的吵声越来越大，妈妈怕打扰大家学习，只好带孩子走出了教室。

培训没有受到太大干扰，继续进行着，因为大家都明白这个特殊学校里住着一群特殊的孩子，所以出现这样的小插曲不足为奇，也正因为这群孩子的特殊性，文老师才会带着我们这群义工频繁地来到这个学校进行不同内容的培训。学校开设了言语、动作、音乐治疗等康复训练，还开设了工艺美术、陶艺、剪纸、花卉苗木、书法等符合特殊学生发展的特色职业课程，希望他们毕业后有一技之长，可以更好地融入社会，而我们所做的一切就是希望他们能像正常人一样健康的成长，我们用行动让孩子们感知生活的美好。

那位带孩子出去的妈妈没有走多远，孩子离开课堂就情绪好转了，她牵着孩子站在窗边继续认真地学习，生怕错过任何一个关键环节，看到这一幕，我为之深深感动，既是为窗边这位平凡而又伟大的母亲的举动所震撼，也为台上神采奕奕传播急救知识的文老师感到骄傲。公益是需要真情的，是需要我们用真心来付出的，作为医护人员的使命感让我们坚持了下来，而大家的健康便是我们所追求的目标。

公益的范围很广泛，只要能够对社会给予回报，不管是金钱还是时间，甚至是自己的一技之长，都应该去尽自己的一份力，我们之所以自称为"小蜜蜂"，是因为我们深知自己的力量微不足道，但是如果大家能团结在一起，向着共同的目标迈进，那么就会产生很大的社会效应。

这几年，文老师组织培训了一批又一批的义工，带领大家进农村、进社区、进学校、进企业、进机关，广泛开展急救知识宣教活动，辛苦地准备、大力地宣传，我们不追求回报，也不需要特权，我们只希望我们的努力付出能让民众接受，让急救知识得到普及推广，从而让更多的人获益。

有舍便是得。舍得之间，彰显智慧，夏蝉舍外壳，而得自由高歌；壁虎舍断尾，而得宝贵生命，人生不过是一舍一得之间的重复，付出不是简单的付出，它同时无形中也让我们收获了很多，比如坚持、耐心、信心……培训结束，校长一一跟义工们握手道别，"赠人玫瑰，手有余香"，大概就是这样的吧！

（李　琼）

二、医学是万能的吗

疾病是人类无法逾越的，也是最大的问题，医学的进步的确对保障和促进人类健康发挥了巨大作用，但能否理性地看待医学的进步，客观评估医学技术发展对人类健康的影响，对医学的发展及以人文精神引导医学走向可能具有重要价值。

健康文化具有其特殊和重要的地位与作用。健康文化引导健康行为，健康行为促进身心健康。众多证据表明，不良生活行为方式是当今人类健康的最大"杀手"。面对此种困境，单靠现行的防治模式和医疗技术很难有所突破，而应针对行为危险因素采取综合干预措施，既坚持预防为主、防治结合的原则，又要充分发挥中国传统文化精神，让健康文化承载起社会的教化功能、劝善作用。

科学上的有限和未知，更加注定了医学的局限性。医学对人体和疾病的认识还很有限，我们不能盲目相信医学的"无所不能"，更不能太高估了医学的能耐，对医学或医生的要求不能超越科学的限度，医学也远没有人们想象的那么神奇。所以，医学还没能力为病痛托底。因此说：对于疾病，医学不是万能的！

为什么有神医

在西方医学里，用"蛇绕拐杖"作为医学的标记。该标记源于古希腊传说，在希腊和世界医学文献中把阿波罗之子阿斯克勒庇俄斯称为"伟大的医神"，他云游希腊各地治病，始终手扶一根缠绕着灵蛇的神杖。后世出于对神医和灵蛇的崇敬，也为了纪念阿斯克勒庇俄斯，就以蛇徽作为医学标志。传说，神杖表示云游四方，为人治病之意，灵蛇则象征健康长寿。如今，"蛇绕拐杖"的蛇徽仍是医学的标志，也是世界卫生组织（WHO）的标志。

人最宝贵的东西是生命，生命短暂而美好，生命渺小且伟大，生命是单程路，没有彩排，更不可能重来。因为生命的意义和分量，敬畏生命，尊重生命，应是人类面对神秘的宇宙和必然死亡的一种智慧。敬畏医学，就在于它与人的健康和生命紧密相关。而医学之目的（目前国际上比较公认的医学的目的：一是预防疾病，促进健康；二是解除病痛；三是照料患者；四是避免早死和追求安详死亡）就是让人安详地生活，体现生命存在的价值和意义。医者为了更好地实现其目的，尽其所能努力提高医学技术，以便救治更多病患。

医生的天职就是修补生命，延续生命，这也是用职业情怀去诠释生命的神圣和对生命的崇敬。世上有多少大医以精湛的医术和大爱情怀，让无数疑难杂症及危重病患者起死回生，为拯救患者甚至付出自己的生命也在所不惜。2003 年初，灾难（SARS，非典）中的钟南山院士作为医界代表，面对疯狂的病魔，勇往直前，奋不顾身，带领同道们与可怕的传染病"零距离"接触，义无反顾地冲在最前线，不正诠释着医者在瘟疫面前无所畏惧的职业精神吗？

从古至今，社会各界为表达对医者大爱精神的崇敬和高超医术的赞誉，多用"神医""医术精湛""妙手仁心""妙手回春"等词。为了说清神医神在哪，多是借助于间接的叙述，略有夸张的表述，形容神医救人技术精湛、药到病除的事例，有时几乎是神机妙算。听后你不得不佩服医学家的思维，其智商、情商令人折服，那宽阔的胸襟和眼界更让人们佩服得五体投地，也为"神医"之"神"增添了几分神秘色彩。但是这种宣传除了有正能量外，也有一定的负面效应，很多人认为既然医术精湛，再加上有高端设备和技术，就应药到病除，这是不对的，有些疾病仍然是难以治愈的。

医史片段及抗生素的功过变迁

不用说在远古时代，即便就是在 20 世纪前，由于科学技术发展缓慢，医学缺乏成熟的知识、技术和资源，医生的诊疗能力非常有限，多是凭借有限的经验和药物，面对很多疾病，几乎没有多少办法，任由疾病兴风作浪，而广大偏远地区的情况则更糟，面对患者的无助，能给予的只有慰藉与安抚。用生死无常来形容当时的每一个人似乎一点都不为过。那时导致人类死亡的主要疾病是急性传染病，如鼠疫、天花、霍乱、结核等。在没有静脉补液的条件之前，一个急性胃肠炎伴脱水就有可能伤人性命，更别说一些较为严重的疾病了。

1928 年英国微生物学家弗莱明（Alexander Fleming）发现了青霉素，自

1943 年青霉素应用于临床以来，抗生素对于控制微生物感染及预防某些疾病的传播流行起到了非常积极的作用，也极大地降低了感染性疾病的病死率。随着抗生素在临床的广泛应用（或滥用），其不良反应（如变应性休克、肝肾毒性、耳毒性、诱导耐药菌株的产生以及院内感染等）逐渐显露。科学家发现，抗生素在杀伤致病菌的同时，对有益于人体的菌群也会造成破坏，而破坏的有益菌群可能无法恢复，并增加人体传染易感性。滥用抗生素更为严重的危害是耐药菌的感染与流行可能带来的一系列棘手问题。所谓"抗药性"，是指病原微生物对抗生素的杀灭、抑制或产生抗体的作用，使抗生素的功效显著下降，甚或消失。随着耐药菌抗药性的产生和不断加强，特别是耐药菌的变异速度超过抗生素研发速度时，可能让人类在一段时间里无特效抗生素可用，这也就是人们所说的"超级细菌"。

2012 年英国医学家称，在短短不到 5 年的时间里，英国耐药菌感染已增加了 30%，发现了"杀不死的大肠杆菌"等"超级细菌"。2011 年 7 月，德国联邦公众传染病预防与监控主管机构罗伯特·科赫研究所宣布，在德国和荷兰此前突发的肠出血性大肠杆菌疫情，2 个月内死亡的 27 例患者，都是被"超级细菌"夺去了性命。我国住院患者抗生素使用率一度高达 80%，其中，使用广谱抗生素和联合使用两种以上抗生素者占 58%，远高于 30% 的国际水平。虽然近期抗生素的不合理使用有所遏制，但我国细菌耐药性问题的严重程度已位居世界前列。

从抗生素问世到现在，相关的预言也变化很大，20 世纪 70 年代曾有医学家预言：人类将能完全消灭对其有害的病原菌；而不到半个世纪之后，就有预言认为抗生素的黄金时代即将终结，或在百年左右的时间后，抗生素将可能被超级细菌击溃……这正说明科学也是一把双刃剑，它可以让人上天堂，也可以让人下地狱，关键是看什么人应用和如何应用。抗生素功过变迁的现象再次告诫我们：凡事皆有度，事盛则衰，物极必反，这是客观规律。正如明代文学家陈继儒在《小窗幽记》中说"世间万物皆有度，无度胜事亦苦海。"

理性看待医学的进步，
客观评估医疗技术发展对人类健康的影响

现代科学技术的进步，为医学的发展提供了技术保障和难得的机遇，抗生素、激素的问世，X 线、B 超、CT、核磁、内镜等各种实验室检测仪器，机器人手术、3D打印技术等高端诊疗设备的应用，为疾病的诊治提供了强有力的技术支撑，现代诊疗技术使医学如虎添翼，在许多疾病面前越发有所作为。但是，还有许多医学与人体健康问题需要解决。如有些高端的诊断技术，对疾病的定位比较准确，但对疾病的定性却是无能为力；现代医学可以解剖人体的细微结构，但任何先进的手术也解剖不了人的心灵；脑科学可以揭示人脑的很多功能，但再高明的医生也无法制造人的思想；各种免疫制剂可以使人避免某种病原微生物的感染，但任何强大的免疫制剂都不能抵制心理行为因素对人体健康的干扰；威力无比的药物可以使多种病菌屈服，但它无法替代安慰心灵给机体带来的修复与安宁效果。仪器只能测试人的疾病病理过程，但很难测试人的心理与精神状态，而人类的许多疾病实际上又都与心理、行为、精神方面的因素密切相关。科学上许多的有限和未知，更加注定了医学的局限。这种局限过去有，现在有，将来一定还会有。

国际上比较公认的是，在影响个人健康和寿命的因素中，目前的医疗技术对个人健康和寿命的影响作用只有8%（环境因素17%，生物学因素15%，生活方式60%，医疗技术8%）。不断精进的医疗技术看似比过去有了较大进步，但相对于复杂的人体，以及不少疑难疾病来说，医学对生命与健康的认知还很有限。目前，医学与科学的水平尚无法认识所有疾病的规律，有的疾病看似已明确或没有什么争议，然而没过多久可能就出现颠覆性认知，笔者认为这应是医学发展的客观规律，不值得大惊小怪。因为，理论来源于实践，指导与服务于实践，但永远都落后于实践。要知道，医生探索的是人体的奥秘，人体像个黑洞，而不少疾病在这个黑洞中又充满很多变数，这就给医学研究增添了更多未知。最常见的感冒目前尚无特效药物，体内小小的病毒还无法消灭，更别说喜、怒、忧、思、悲、恐、惊以及百病生于气的中医学致病机制了。还有，如对生气、被骗后突然出现的情绪所致死亡或生病的病因及发病机制，尽管有多种解释，但确切的机制是什么，谁又能说清？

初入医学界，作住院医生时，我同样认为：医学技术进步如此之快，将来还有不能治的病？然而，现实状况并非如此，特别是在临床一线摸爬滚打十几年之后，才真正领悟"三年大医生，十年小医生"的深刻含义，初为医生时，"初生牛犊不怕虎"，随着临床经验逐渐丰富，反而变得更加小心翼翼，方知医学对人体和疾病的了解还十分有限。如双胞胎或多胞胎的自然分娩，多是体重最小者先出生，而体重最大者后出生，这一看似简单的自然排列，显示了人体多么强大的功能，从大小识别到调整出生的先后顺序，再到逐渐扩大产道，都为尽量缩短产程等提供了保护机制。

人们对医学或医生的要求不能超越科学的限度。我们必须清醒地认识到，现代医学并不是万能的，尽管当今科技发展迅猛，不少高端的诊治措施已应用于临床，恐怕在较长时间内（可能是永远），临床上还有很多病是不能治愈的。人不可能长生不老、长生不死，生老病死乃客观规律，也是生命的必然过程，凡人概莫能外！医学不能治愈所有疾病，医学不能治愈每一个患者。医学对人体和疾病的认识还很有限，而我们更不能盲目相信医学的"无所不能"。

所以，医学无法为疾病托底、无法为痛苦托底。目前医学还没这个能力！因此，我们才要说：医学不是万能的！

人文是医之魂，亦可教化万民，劝人向善

医者承担着普济苍生的重任，不仅要提高医疗技术，更要反躬自省，不断修炼自身的人文素养，丰富自己的精神世界。唯其如此，才能真正理解医学的本质。医疗行为不仅能体现医者的医术高低，更能折射出向善、大爱的人文情怀和"独与天地精神往来"的境界。面对生命，科学水平与医疗技术的局限和无奈常常在疾病和死神前显得苍白无力。医学不是神话，医学更不是神，医学对人体和疾病的认识有限，诊疗技术滞后于疾病的发生和发展是一种规律，恐怕任何人都无法超越。再者，医学的有限性和疾病的新发及复杂也往往交织在一起，如艾滋病、SARS、埃博拉病毒病等都是典型的例证。所以，医者和患者都不应期望或幻想哪位"神医"能够彻底消灭所有疾病，人类也不可能完全消灭疾病。

但是，技术之外，帮助和安慰不单是人性的传递和情感的表达，这种人文精神的强大作用目前虽难以用科学知识解释清楚，但客观存在的现实是任何人都无法否定的。"没有一流的人文水平，就没有一流的学术水平""科学从哪里来？从人文中来，所以，每一位有建树的科学家的人文精神、人文底蕴都是深厚的。为什么科学家的造诣到达一定深度之后，写出来的东西不仅可以启迪本学科、本领域，而且可以广泛惠及其他学科，这就是人文因素。"医学除去科学的内容，都应称为人文。医学是包含极大人文精神的科学，若是抽去了医学的人文性，医学的本质属性也就不复存在。因此，尽快改善或修复文理发展的严重失衡及文理交融的欠缺，可能是医学科学技术飙

升与人文精神和谐发展的关键。正如诺贝尔奖获得者费因曼曾说："科学这把钥匙既可以开启天堂之门，也可以开启地狱之门，究竟打开哪扇门？有待人文的引导。"

医学不仅仅是科学，其独特之处在于其以人为对象的科学属性。所以，医学不应该只是在生理上减轻人类之病痛，更应是一种情感与人性的表达。人文关怀对于缓解患者心理冲突、解脱身心病痛有着医药起不到的效果。只有将深厚的人文精神融入医疗实践，才能驾驭医学科学发展的方向，因为科学的发展需要人文精神，离开人文精神的科学精神并不是真正意义上的科学精神。

医学要健康发展，需要以人文精神引导医学走向，以科学精神丰富医者思想。真正的大医，其医学水平和医学外的水平都比较出色，医者的功夫是医与医外的结合。"中医功夫在医外"之说有所偏颇。应如《黄帝内经》中所要求的，医者须"上知天文，下知地理，中晓人事""德不近佛者不可为医，术不近仙者不可为医"，以及古希腊医学家希波克拉底提出的医生 3 件宝："语言、药物和手术刀"等都是说医者除了熟谙人情世故外，还要有深厚的文化涵养与修养。可见，古今中外都对人文与医学联系的重视，要求医生能够思想深邃、博大精深。

明·裴一中《言医·序》中说："学不贯今古，识不通天人，才不近仙，心不近佛者，宁耕田织布取衣食，断不可作医以误世"。这要求医者不仅要有精湛的医术和博爱之心，去治愈、抚慰疾病伤痛摧残的肉体和心灵，这也是医学人文教化的范例。面对社会发展、医学进步以及人们对医学期望过高的情况，人文教化对人的心境和行为的影响作用不容忽视，信仰的力量更不容小觑。哲学家萨特曾说："世界上有两样东西是亘古不变的，一是高悬在我们头顶上的日月星辰，二是深藏在每个人心底的高贵信仰。"

在全球四大文明中，中华文明是唯一没有中断的文明，应弘扬中华文化之特长、光大民族之传统美德。医者和社会各界都应发扬中华文化的智慧并借助于新媒体的强大作用，广泛传播医学和人文知识，让更多的人了解医学的美好，理解医者的工作，让其有更多的精力、更大的智慧和胆识去探究医学奥秘。要知道，医学发展得再快，也远没有人们想象的那么神奇，我们不能太高估了医学的能耐，医学还没能力为病痛托底。我们需要让公众更多地了解到医疗是高风险行业，医生是人不是神，医学更不是万能的！面对疾病这一共同的敌人，医患携手，同心同德，才能让医学更好更快地发展！

（杨志寅）

三、医学科普，让你不再"雾里看花"

在信息爆炸的今天，来自各种媒介的很多医学信息，让人无所适从，不知孰是孰非。

譬如近来四处流传的"杀精"那些事：①可乐会杀精；②无线 Wi-Fi 会杀精；③芹菜会杀精；④手机辐射杀精。

最后证明不过是些无稽之谈，这些只能充其量说是谣言，对我们的生活影响不算大，但有一些则不然。"禽流感"是很多人关心的话题，而关于"禽流感出现了人际间传播"这样的论调，再经过新媒体的广泛传播，带来的恐慌则会影响社会安定。

让我们冷静下来思考一下，为什么某些社交软件、自媒体屡见伪医学知识的传播？直白一点说，因为医学太难，需要学习的知识太多，伪科学则简单得多，易获得认同感，因此它有了植根并发展的土壤。

医学科普在这个新时期可能有了其更深的意义，不仅是告诉老百姓哪些方法可以防病强身，更要告诉他们哪些医学信息是对的，哪些是错的。有时接地气的一篇科普文章可能比数十篇高质量的论文更有价值，因为它给广大群众带来真正实用的科学，起到了净化舆论、正本清源的作用。我想，每个医务工作者都有义务，从自身做起，为宣传医学科普做一点小小的贡献，让我们的生活更美好！

（夏乐敏）

四、科普脱口秀进社区

上海是全国最早进入人口老龄化且老龄化程度最高的城市。截至 2017年 12 月 31 日，上海户籍 60 岁以上的老龄人口为 483.60 万人，比上年增加25.81 万人。老年人占户籍总人口的比重较上年增加 1.6 个百分点，达到33.2%。这意味着，上海每 3 个户籍人口中，就有 1 个是 60 岁以上的老年人。上海（33.2%）已是中国户籍人口老龄化最严重的地区，远超排名第二的北京（23.40%）和第三的天津（23.35%）。预测到 2030 年，上海户籍人口中将有 40% 是老年人，2040—2050 年，上海 60 岁以上老年人占比将达

44.5%，老龄化比例将超过日本的 42.7%，成为全球老龄化程度最高的城市之一。

深度老龄化的上海对老年人养老及居住的社区提出了更高的健康科普要求：本着以人为本、服务居民的原则，在社区内大力弘扬科学精神，通过多渠道、多形式、多层次传播科普知识、科学方法和科学思想的宣传活动，力求科普教育在社区中更加通俗化、经常化，寓教于乐，开创科普新局面，打造科普社区港湾。正是基于同样的目标，由上海市精神卫生中心、上海市科普作家协会携手组成的"达医晓护·医笑解忧"项目组在 2018 年推出了"外国科普志愿者脱口秀社区行"的系列节目。

2018 年 4 月 11 日，清明刚过，仲春暮春之交，时万物皆洁齐。"达医晓护·医笑解忧"项目组首次来到闵行区古美街道的平南第二居委会，开启了 2018 年"外国志愿者科普脱口秀社区行"平南社区活动第一站。

一早，百余位居民来到平南二居邻里中心的活动厅。全新的社区，居民们希望看到怎样的创新科普内容呢？而我们会带给居民们怎样的科普惊喜呢？期待每场有创新，每场有惊喜，每场有成长……

早晨 9：30，活动准时开始，由古美社区专职健康教育的孔春老师担纲主持，首先向居民们介绍了"达医晓护·医笑解忧"项目组，希望为平南居民带来真正好的健康科普节目；通过不断创新的科普健康活动，来满足人民群众日益增长的对健康知识的需求，这也正是我们"外国志愿者科普脱口秀社区行"的目标。

说到这，阿姨、叔叔们都已经坐不住了。别急，节目一个一个来。首先是开场科普相声《四大发明》，来自上海交通大学原创团队的吴天策、刘从浩，在笑声中为大家科普了同居民生活息息相关的当代高科技。

接下来，主角隆重登场——来自土耳其的科普志愿者红龙和他的好搭档孟凯、刘从浩为居民们带来科普脱口秀《骨夫人》。讲的是一位"功夫大师"由于骨质疏松受了伤不能参加活动，徒弟红龙为了帮助师傅化解矛盾，引发的一连串爆笑经历。在笑声中向居民科普了骨质疏松症是成年人，特别是中老年人的易患疾病，而骨质疏松症导致的骨折可带来非常严重的后果等健康知识。

来自土耳其的红龙是一位国际经济与贸易专业的留学生。在中国生活的 6 年多时间里，红龙中文水平提高很快，非常喜爱中国文化，经常参与文化交流演出。近年来，红龙还经常参加脱口秀演出，演出风格也受到很多观众的喜爱。今天，红龙作为外国科普志愿者，来到平南二居社区科普活动的现场，为社区居民带来科普脱口秀《骨夫人》。舞台上的红龙，表演不露痕迹，温和而优雅，自创功夫招式"招招带风"，让居民们笑得前仰后合，一大早的邻里之家充满欢声笑语。

　　我们为什么要举办这类活动呢？随着上海老龄化程度越来越高，中老年人骨质疏松症及其引发的一系列健康问题越来越突出，而大部分人不太了解骨质疏松症，防治知识也明显不足。"达医晓护·医笑解忧"项目组到社区，利用科普相声（脱口秀）开展包含骨质疏松症防治在内的一系列面向居民的科普宣传活动，第一场就落地在平南二居。希望通过本项目的实施，让全社会都来了解一下健康科普的重要性，形成全社会关注健康、中老年人自我关注、预防保健的社会风尚，为构建和谐社会贡献力量。

　　当天的脱口秀，再次"触网"，线上直播，将精心准备的科普"大餐"突破时、地的限制，和更多关心社区科普的朋友分享。

　　目前，在上海长期生活的外国朋友超过 21 万。外国朋友热爱中国，热爱上海，愿意同上海这座富有魅力的国际大都市同呼吸、共成长；也愿意参与上海社区活动，同上海居民做深度交流。不时有外国朋友和我们接触，希望以各种形式参与到社区科普活动中来。"达医晓护·医笑解忧"项目组一直在思考，筹划，终于在 2018 年初推出了"外国志愿者科普脱口秀社区行"，现场居民的欢声笑语，线上迅猛增加的点击量等都在说明——社区科普，大有可为。

（蒋　平）